AF344192

ŒUVRES D'HIPPOCRATE.

PHYSIOLOGIE.

TOME II.

PARIS. — IMPRIMERIE DE COSSON.
Rue Saint-Germain-des-Prés, n° 9.

TRAITÉS

DE
LA MALADIE SACRÉE,

DES VENTS OU DES FLUXIONS;

Avec le texte grec en regard, conféré sur les manuscrits de la Bibliothèque Royale ; dans lesquels Hippocrate se venge lui-même des suppositions d'ignorance des auteurs modernes.

Par M. LE CHEVALIER DE MERCY,

Docteur en Médecine de la Faculté de Paris, Médecin du Bureau de charité du huitième arrondissement, Professeur de Médecine Grecque, Membre des Universités de Leipsick, d'Iéna, de la Société libre d'Emulation de Liége, de la Société royale des sciences, lettres et arts de Nanci, des Sociétés de Médecine de Paris, de Rouen, etc.

TOME SECOND.

PARIS,

BÉCHET JEUNE, LIBRAIRE,

PLACE DE L'ÉCOLE DE MÉDECINE, N° 4.

1831.

AVERTISSEMENT.

La seconde partie de cet ouvrage est essentiellement consacrée aux preuves philosophiques, n'ayant pas dû laisser sans réponse les reproches d'une soi-disant ignorance dont on aurait imaginairement accusé mon célèbre auteur. Il m'eût été tout-à-fait impossible de ne pas en partager la solidarité. Toutefois l'on s'apercevra que je ne suis point resté étranger aux découvertes modernes et aux progrès de la médecine en général. Je n'ai fait que récapituler, dans les analyses qui précèdent les *OEuvres d'Hippocrate*, les principales imperfections dont les systèmes les plus modernes, m'ont paru entachés. Ces erreurs ne s'opposent pas moins à la science médicale que les défauts très-exagérés d'une doctrine stationaire ; car je redoute plus encore la méthode expectante que la médecine active. Il y a d'injustes reproches faits depuis une longue suite de siècles à Hippocrate, soit contre l'expectation, soit contre les erreurs anatomiques et physiologiques. Je suis loin d'admirer des réminiscences, et de les offrir pour découvertes. Les lumières que j'ai puisées dans nos écoles modernes, ne peuvent m'avoir laissé dans les ténèbres de l'ignorance, quand j'ai eu sous les yeux les mêmes préceptes et les mêmes exemples que mes autres condisciples.

Mon seul et unique but a été de conserver le feu sacré. Les brièves explications dans lesquelles je viens d'entrer doivent suffire pour éclairer le lecteur et dissiper ses préventions, s'il pouvait

en avoir, sur la cause que je soutiens ;
car si un docteur, le sieur Boulay, a
cru prendre un parti honorable, en
faveur des auteurs modernes, en sou-
tenant qu'Hippocrate n'a jamais existé,
il faut convenir qu'il s'est gravement
trompé. Si, en effet, ce docteur se fût
donné la peine de lire le Traité des
Luxations, il se serait convaincu que
l'auteur de ce traité avait lu Homère,
et que ce père de la poésie fut l'admi-
rateur de Machaon et de Podalyre,
qu'il a cités dans son *Iliade* comme
deux médecins très-érudits de la famille
des Asclépiades, dont Hippocrate est
l'un des plus illustres descendans. Jamais cette famille n'a passé pour une
fiction ; car Erasistrate et Hérophile,
et même Aristote, en étaient membres.
Il eût été dès lors impossible à Hippocrate d'ignorer l'anatomie et la physiologie.

Dans la lecture d'Homère, j'ai remarqué ce passage, qui suffirait seul pour prouver que l'anatomie était cultivée plus de 3oo ans avant la naissance de mon célèbre auteur par les Asclépiades, ses prédécesseurs ou ses ancêtres ; tous illustres par leur origine, et qui réunissaient sous le même sceptre la médecine et la chirurgie.

Ἕλκος δ' ἰητὴρ ἐπιμάσσεται, ἠδ' ἐπιθήσει
Φάρμαχ', ἅ κεν παύσῃσι μελαινάων ὀδυνάων.

Hom., Il., liv. iv, vers 190.

« Qu'un médecin vienne promptement la
» traiter, cette plaie, et y appliquer les médica-
» mens propres à apaiser les plus vives dou-
» leurs. »

———

Ἦ, καὶ Ταλθύβιον, θεῖον κήρυκα, προσηύδα
Ταλθύβι', ὅττι τάχιστα Μαχάονα δεῦρο κάλεσσον,
Φῶτ' Ἀσκληπιοῦ υἱὸν, ἀμύμονος ἰητῆρος,
Ὄφρα ἴδῃ Μενέλαον ἀρήιον, ἀρχὸν Ἀχαιῶν,
Ὅν τις ὀιστεύσας ἔβαλέν, τόξων εὖ εἰδὼς,
Τρώων, ἢ Λυκίων.

Hom., Il. liv. iv, vers. 192 et suiv.

« Il appelle en même temps le héros Talthybius et lui dit : Allez, courez, Talthybius,
faites promptement venir le fils du savant Es-
culape, le grand Machaon, afin qu'il voie le
roi Ménélas, qu'un des plus habiles archers des
Troyens ou des Lyciens vient de blesser. »

Mais il fallait rassembler toutes
les preuves à part. La traduction d'un
grand nombre de morceaux extraits du
grec est comme la substance des traités
où ils ont été puisés. Ce travail prépa-
ratoire est joint à une table indicative,
avec les numéros des pages de l'édition
grecque et latine des *OEuvres d'Hippocrate* de Vander Linden, afin que chacun puisse les consulter et les vérifier.
En scindant ce travail, c'eût été faire
perdre de vue au lecteur l'objet le plus
essentiel de l'étude d'Hippocrate. J'ai
donc donné, sous les titres de Première
et Deuxième parties, de nouveaux traités d'Hippocrate, avec le texte en regard de la traduction française et les

citations des morceaux choisis, n'ayant eu en vue que d'épargner à mes lecteurs des recherches très-longues et très-pénibles : tout autre plan eût été incomplet. Les reproches d'ignorance sur l'anatomie et la physiologie, adressés publiquement du haut des chaires de la capitale à mon célèbre auteur, ne sont donc que dans l'imagination de ceux qui les ont faits gratuitement, avant de lire les traités du philosophe de Cos. Cette précaution eût suffi pour ne pas charger gratuitement la mémoire d'Hippocrate de reproches imaginaires. Mais, comme il ne pouvait se faire que je gardasse le silence en étant témoin de ces reproches dans la capitale, j'ai pu et j'ai dû prendre sur moi une entière solidarité, et essayer au moins de faire connaître la vérité à ceux qui ont voulu nous faire adopter aveuglément leurs opinions.

Toutefois, je dois en convenir, si l'auteur eût connu les vaisseaux lymphatiques, il est clair qu'il n'eût point raisonné sur l'hydropisie en attribuant la cause de cette maladie à l'air décomposé, quoiqu'il y ait quelquefois la réunion de l'emphysème, de l'empyène et de l'hydropisie. Voyez Ruysch, Cowper; Morgagni, *De Sedibus et Causis Morborum*; le Cours d'Anatomie médicale de M. Portal; et Mascagni, *Vasorum lymphaticorum corporis humani Historia et Iconographia*, pars prim., sect. v : *De glandularum conglobatarum seu lymphaticarum structura*; enfin l'ouvrage de Cruiskanck, publié par M. le baron Desgenettes. Voyez aussi son Traité sur la Peste d'Egypte : on citera toujours le dévouement héroïque de cet illustre médecin. M. le baron Larrey a de même publié ses excellentes observations sur ses campagnes

d'Egypte et ses traités des opérations
de chirurgie ; les maîtres les plus habiles les consulteront avec fruit.

Mais je me résume.

Le grec étant traduit presque litté-
ralement en français, et se trouvant
sous les yeux du lecteur, mon but est
rempli.

Je dois ajouter que le texte a été revu
avec la plus grande exactitude sur les
manuscrits de la Bibliothèque royale,
de même que mes précédens ouvrages. Ces nouveaux traités n'en sont
d'ailleurs que la continuation.

Médecin d'un Bureau de charité depuis vingt ans, l'on veut maintenant
que je redevienne candidat pour récompense d'un service tout gratuit :

> *Ingrata es , inquit , ore quæ nostro caput*
> *Incolume abstuleris , et mercedem postulas.*
>
> (PHÈDRE.)

ANALYSE.

Ce n'était pas assez pour la gloire
d'Hippocrate, qu'il se fût montré admirable et divin dans ses Aphorismes,
ses Pronostics, ses Epidémies ; ses Traités du Régime dans les maladies aiguës,
et des Airs, des Eaux et des Lieux ; il
fallait encore qu'il comprît dans sa
noble tâche, la partie philosophique de
la médecine. C'est ici, surtout, que nous
le voyons tout-à-fait digne des justes
éloges des philosophes ses contemporains. Ses Traités de l'Art, contre ses
détracteurs ; de la Nature de l'Homme,
de l'ancienne Médecine, établissent les
vrais principes de la science ; ils lui ont

servi de jalons, pour parcourir, avec le
flambeau de la vérité, la route tortueuse
des systèmes, et pour combattre les erreurs du charlatanisme. C'était là le
point de mire, pour se guider ensuite
dans la pratique médicale. Non content
d'avoir précisé les obligations et les de-
voirs des malades envers les médecins, il
n'a point oublié de tracer aussi les règles
invariables de conduite des médecins
envers le public. C'est, en quelque sorte,
ici toute la morale de la médecine ; et
elle est exposée avec la plus grande impartialité et la plus grande vérité, dans
les traités intitulés: des Préceptes, de la
Décence, du Médecin, le Serment et
la Loi de médecine.

Comment en effet le philosophe de
Cos eût-il échoué dans son entreprise,
en suivant une méthode si sage et si régulière? il reproche aux médecins Cni-

diens leur ignorance ; il les accuse de ne
savoir rien prescrire que des choses insignifiantes dans les maladies les plus aiguës, qui sont aussi les plus mortelles. Il
les blâme non-seulement pour cela, mais
bien plus encore, pour n'avoir rien écrit
d'utile, sur le régime qu'il convient
d'ordonner aux malades ; c'est en
fixant lui-même les préceptes les plus
importans, et leur action puissante et
leur influence, qu'il s'est montré le lé-
gislateur de l'art ; car il a parlé d'un
certain Hérodicus, qui tuait les malades de courses, de fatigues, de bains
froids et de jeûnes excessifs ; voulant
guérir la fièvre par les changemens les
plus violens. Qu'est-il besoin d'ajouter
que la méthode contraire, accordant
tout à l'appétit ou aux caprices du vulgaire, faisait naître à tout moment des
indigestions, des suffocations, des morts
subites ; tandis que, précédemment, on

était à chaque moment témoin de vomissemens, de crachemens de sang, de
pleurésies, de péripneumonies, par les
exercices les plus violens? c'était donc
entre ces deux écueils qu'il fallait se
guider. Tout était à faire ; c'est le but
qui a été rempli, en perfection, dans le
Traité du Régime.

C'est ainsi que notre maître se fonde
toujours sur la vérité, avec un art admirable. Certains auteurs, dit-il, vantent beaucoup leur science ; ils racon-
tent des cures merveilleuses dont ils ont
été témoins, notamment dans les gymnases; ils annoncent que celui-ci mourra
subitement, que celui-là perdra l'usage
d'un membre ; que tel autre deviendra
aveugle, sourd ou maniaque : pour
moi, dit-il, je n'ai point l'art de deviner ; mais je décrirai, d'après des
signes visibles, quels seront les malades
qui doivent échapper et ceux qui

mourront; enfin ceux qui guériront promptement ou lentement.

Le Traité du Pronostic dans les Maladies aiguës est conçu sur le même plan; mais les signes ont rapport exclusivement, ici, aux maladies internes les plus aiguës; il était encore bien plus difficile de traiter un pareil sujet. C'est un grand talent que celui de ne dire que ce qu'il faut; ce merveilleux accord du jugement avec les pensées les plus exactes est surtout reconnaissable dans les écrits d'Hippocrate.

Le plus célèbre des Asclépiades se fait remarquer surtout par la clarté de ses principes; il démontre ici absolument la vérité par la netteté et la concision de son style; il prouve que l'homme n'est point exempt de la loi de mort générale, et qu'il en subit toutes les conséquences dans sa vie fragile; il met ainsi, pour toujours, les médecins à l'abri des reproches des malades ; ce sont uniquement les signes de décadence et de lésions des fonctions de l'économie animale qu'il signale, comme une étude spéciale, qui doit guider désormais ses successeurs dans la pratique de son art. Ce but a été rempli sans lacune dans le Traité du Pronostic de ce le père de la médecine, à l'exception des maladies nouvelles, qu'il n'a pu prévoir.

Les philosophes voulaient ramener tous les actes de la vie aux lois physiques, par le système de composition et de décomposition des molécules atomistiques ; d'autres voulaient que tout se réunît à un seul principe ou à l'unité, pour guérir les maladies. C'était la pierre philosophale en perspective.

Hippocrate combat ces idées chimériques, dans son Traité de l'Ancienne Médecine ; mais ce n'était pas assez : il fallait encore qu'il fît connaître à ses contemporains, les causes indubitables des maladies, suivant les climats, les saisons, les airs, les eaux et les lieux, les âges, les sexes et les tempéramens; ce but a été parfaitement atteint par l'immortel auteur du Traité des Airs, des Eaux et des Lieux. Ses autres livres intitulés : Des Plaies de la tête, Des Fractures, Des Luxations, Des Epidémies, Des Maladies, en offriraient mille preuves; quand même il ne nous en aurait pas convaincus dans ses aphorismes. Au reste, les documens positifs qui nous restent sur la nature des os, des veines, du cœur, des chairs et des lieux dans l'homme, confirment du témoignage de la vérité, nos conjectures.

J'ai donc prouvé précédemment que le célèbre médecin de Cos avait été anatomiste et physiologiste; maintenant tout homme de bon sens peut se faire

cette question : si, après avoir disséqué
et mutilé de mille manières le corps humain , et pratiqué des expériences infi-
nies sur les animaux vivans, il fût arrivé
au meilleur et au plus célèbre anatomiste
ou physiologiste, de remplir la même tâche qu'Hippocrate nous a laissée sans lacune? Si , en se reportant aux mêmes
époques, il eût été possible au meilleur
naturaliste ou physiologiste, d'exécuter
sur un meilleur plan, le projet qui était
encore à concevoir, de fonder la médecine sur des bases immuables ? Nous
avons vu tous les systèmes modernes
s'entre-détruire : il ne s'agit que de
comparer et de juger, depuis le célèbre Galien et le fameux Boerhaave
jusqu'au plus illustre des physiologis-
tes ou des anatomistes modernes. Mais
ce n'était pas assez qu'Hippocrate fût
anatomiste et physiologiste, comme
nous l'avons dit précédemment ; il fal-

lait encore qu'il fût doué de l'incomparable génie et de l'excellent esprit d'observation, qui lui donnaient l'avantage de réfuter victorieusement toutes les opinions philosophiques et les absurdités du charlatanisme, ou la grossièreté de l'empirisme. Ce fut là, principalement, le but qu'il se proposa comme philosophe.

Sa méthode didactique réunit à l'élégance du style, la brièveté et la concision propres au sujet; en sorte que l'esprit d'ordre et d'analyse s'y peint merveilleusement avec toute la perspicacité désirable, particulièrement dans les Épidémies; c'est, en quelque sorte le tableau en miniature de toute la médecine. Le grand peintre des maladies y paraît avec une supériorité de talent, qui sera toujours inimitable.

Est-ce là aussi une tâche qu'un professeur d'anatomie, quelque habile qu'il soit, ou qu'un philosophe ou un chimiste aient été capables de bien remplir? Croit-on, de bonne foi, que c'est dans les laboratoires et les amphithéâtres de nos écoles, qu'il se présenterait, quand on le désirerait, un médecin tel qu'Hippocrate? Mais la preuve qu'il n'en est pas ainsi, c'est que le philosophe de Cos n'a point encore eu de second, dans la même carrière.

Voyons-le maintenant discuter les causes de la maladie sacrée. Quel ordre admirable ne suit-il pas dans tout ce traité? Il rapporte des traditions vulgaires, des pratiques absurdes, des systèmes erronés qu'il lui était nécessaire de citer, comme objets de comparaison; il croit possible à peine de s'en former une idée. Toutefois notre philosophe y sème agréablement les sarcasmes et la critique, sans sortir des bornes de la décence et surtout du respect dû à la

divinité ; car ce n'est pas ici le sujet le
moins délicat. Des mages, des charlatans et de faux dévots avaient usurpé
la confiance ; ils prétendaient, à l'aide
de pratiques superstitieuses, avoir le
secret de conjurer la maladie sacrée,
mais celle-là seulement ; là, se bor-
nait toute leur science. Toutefois, ils
se vantaient de purifier la lune, d'obscurcir le soleil, d'évoquer les tempêtes ; mais l'ignorance n'a-t-elle pas
encore aujourd'hui à faire valoir d'autres prétentions à peu près semblables,
quand il n'y aurait que le somnam-
bulisme et le magnétisme animal? Comment ne pouvoir persuader à des hommes de bon sens, que le créateur nous
a fait une bouche pour parler et des
oreilles pour entendre ; et que vouloir
absolument disposer à son gré, des facultés mentales et des instrumens qui
leur servent d'interprètes pour les pla-

cer dans le cloaque infect du ventre, c'est vraiment une absurdité! Car la critique du philosophe de Cos s'étendrait, n'en doutons pas, aux charlatans et aux femmelettes qui font aussi métier de deviner, en ayant l'oreille aux écoutes. Ainsi, par exemple, peut-on admirer la sotte crédulité de gens assez simples pour attendre d'une villageoise endormie, les lumières, qu'il serait impossible d'obtenir d'un médecin instruit? On ne sait si l'on dort ou si l'on veille quand on en est venu là; il n'y a plus à raisonner; tout est absurde.

Quelle différence y a-t-il entre un devin qui se vante de purifier la lune, et celui qui croit à la science infuse d'une paysanne grossière et sans instruction? il n'y en a aucune. Toutefois, la divinité offre au moins des consolations; et ici, il n'y en a pas: il faut croire, parce qu'il plaît à des hommes médiocres ou faibles d'esprit de vous endormir. Aussi bien, voyons-nous, comme au temps d'Hippocrate, certains magnétiseurs impliquer dans leurs discours Dieu et le démon; et nous lisons dans la Bibliothèque du Magnétisme animal (tom. xx, année 1827), un fait par lequel il est prouvé, que le médecin et le malade se sont fait peur réciproquement par le diable, au point de n'oser plus se regarder en face ; à peu près comme Cicéron parlait de deux augures, qui ne pouvaient se rencontrer sans rire.

Je dis donc, comme Hippocrate, que le cerveau est le régulateur des pensées et de l'intelligence ; que c'est par les organes des sens que nous percevons les couleurs, les odeurs, les saveurs, les sons et le tact, pour juger des qualités des corps ; et qu'il faut nécessairement que l'action des sens puisse s'exercer librement, pour nous donner des idées justes et nettes sur chaque objet. Or puisque le moyen d'y remédier serait ici d'empêcher le libre exercice des sens, donc la méthode du magnétisme animal est absurde, quelles qu'en soient les conséquences. Faut-il dire un mot des bosses crâniennes suivant le système du docteur Gall ? il est question d'idées innées, et il n'y a pas traces de bosses dans l'enfant, qui devrait plus particulièrement les offrir en relief, au médecin ou au philosophe ! Mais il faut attendre que les penchans se soient développés, et que les muscles en travail aient tiraillé des fibres toutes matérielles, afin de faire voir les idées hors du cerveau, qui est lisse et enveloppé de membranes parfaitement unies. Enfin les os sont séparés sur le front, et presque doubles en arrière à l'occiput, de sorte qu'il y a un intervalle double ou triple entre les os d'un sujet âgé de cinquante ans et ceux d'un enfant. Alors les passions ont eu le temps de germer, et, si l'éducation n'y met pas bon ordre, adieu toute la série des bosses ; mais on leur assigne le siége de l'âme et des idées innées propres au cerveau ? Quant au système de Lavater, il est noble et simple dans ses aperçus ; on conçoit que les traits plus ou moins réguliers de la face puissent faire bien augurer des qualités de l'âme ; tandis qu'au contraire un front étroit, des yeux petits, enfoncés, le nez difforme, des lèvres épaisses, la mâchoire inférieure très-avancée, donnent quelque air de brutalité à celui qui est porteur de ces traits. Mais son irrégularité n'est pas une règle sûre d'évaluation des qualités de l'âme ; et la preuve en est : les hommes les plus célèbres, tels que Socrate, Démocrite, Boerhaave, Van-Swieten qui n'avaient pas des traits réguliers; et pourtant de quelles connaissances prodigieuses et variées, ces hommes de génie ne furent-ils pas doués?

Reprenons, pour ce qui concerne la maladie sacrée. Plusieurs dieux de la mythologie y sont cités. D'abord, le philosophe de Cos ne reconnaît que le pouvoir bienfaisant de la divinité; c'est en effet la loi des dieux d'être utiles aux hommes et de les purifier de leurs souillures, par des expiations pour le pardon des fautes les plus graves et des crimes. Cette doctrine n'est, dans la réalité, que la nôtre: et comme il n'y pas deux manières de la concevoir, c'est aussi celle de la révélation.

Hippocrate, en accordant toute sa reconnaissance et tout son respect à la divinité, ne conçoit pas que l'on puisse attribuer, tantôt à Proserpine, tantôt à Cybèle, à Mars, à Neptune, à Apollon ou à Hécate, les symptômes tout naturels de l'épilepsie; mais il se montre très-respectueux dans la discussion, et, loin de contester le pouvoir de la divinité, il loue au contraire ceux qui y ajoutent leur confiance, et il indique la coutume de faire des expiations et d'offrir des sacrifices dans les temples consacrés à cet usage : au reste il déclare, qu'il faut se borner uniquement à cela ; qu'autrement, en faisant intervenir Dieu pour produire le mal, c'est visiblement contester les hommages qu'on lui rend ; en un mot, il conclut que c'est être impie et presque *athée* ; toutefois il n'attaque pas les croyances. Ainsi, ce n'est pas là de la philosophie à la manière de Voltaire et de J.-J. Rousseau; à la vérité, il stygmatise l'hypocrisie qui prend le masque de la religion pour en imposer aux ignorans. C'est en effet la seule idée que l'on puisse se

former d'hommes qui se prétendaient
initiés aux saints mystères, au point d'a-
voir le pouvoir d'agir sur leurs semblables. Mais le ridicule en fait ici justice.

Que des vœux et des expiations soient
donc adressés publiquement à Dieu
dans ses temples, munis de barrières,
pour empêcher les profanes d'approcher des autels, voilà la conclusion de
notre célèbre auteur; c'est aussi notre
sentiment; la vraie piété est toujours
digne d'éloges.

Si Hippocrate fut l'antagoniste le
plus constant du charlatanisme, il évite
avec une religieuse attention de soulever aucune question, ni directement
ni indirectement, qui eût le moindre
rapport aux croyances religieuses, proprement dites. Dans un autre traité, il
eut occasion également de rappeler des
coutumes sur les expiations et les sacrifices; et il n'en a parlé qu'avec une

sage réserve. Ce respect est encore plus grand dans les œuvres de Galien, qui a nommé tous les philosophes anciens les plus célèbres et surtout Hippocrate ; il s'est moqué très-ingénieusement du système des atomes de Démocrite et d'Epicure ; il a admis l'arrangement de l'univers d'après une volonté suprême ; il cite toujours ensemble Moïse et le Christ ; en sorte qu'il faut enfin arriver aux philosophes modernes, pour errer complètement sur le vide et les atomes. Ainsi, Paracelse, Vanhelmont et les alchimistes ont forgé dans leurs fourneaux toutes leurs chimères, après avoir consulté leurs alambics. Descartes et Leibnitz firent presque la même chose, en adoptant sous un autre nom les monades et les tourbillons, qui ne sont, au fond, qu'une transition à la matière animée de Buffon.

Stahl avait reconnu une âme qui dirige l'action des organes ; mais ce n'était encore là que le principe vital d'Hippocrate. L'humorisme d'Hoffmann et le vitalisme de Cullen étaient dominés par ce principe , que le vaste système de Boerhaave a environné de toutes les sciences accessoires à la pratique de la médecine. Voilà comment chacun s'est éloigné peu à peu, des principes de la doctrine du vieillard de Cos.

Quant aux connaissances positives de l'astronomie et de la physique, les philosophes grecs en savaient assez pour se diriger dans l'étude des phénomènes de l'attraction exercée par les corps célestes ; Pythagore , Démocrite , Alcméon de Crotone , Ptolémée avaient écrit quelques traités sur cette partie des connaissances humaines , qu'ils embrassaient dans leur système général. Mais les Asclépiades de Cos étaient initiés les premiers à ces vastes connaissances. Le partage de l'année en trois cent soixante-cinq jours et en quatre saisons, la précession des équinoxes, les solstices d'hiver et d'été, enfin le zodiaque et les changemens opérés suivant que certains astres dominent dans le ciel, tout cela était connu avant Hippocrate.

Sans doute, Galilée et Newton ont ajouté beaucoup aux découvertes de l'astronomie; la gloire leur appartient d'avoir fixé les principes de cette science. A cet égard, Newton mérite surtout d'occuper la première place parmi les plus grands astronomes anciens et modernes; mais, du moins, l'ignorance en astronomie ne s'opposait même pas, dans le temps d'Hippocrate, à l'exactitude de ses observations en médecine. Nous arrivons enfin aux découvertes de la chimie moderne, que l'on a nommée à juste titre pneumatique.

Toutes les lois de la physique en ont reçu une application plus directe à l'étude de la physiologie et des autres branches de la médecine.

Les phénomènes des gaz, la composition et décomposition de l'eau, de l'air, de la terre et du feu, jusqu'au point de n'en laisser que le *caput mortuum*, ne sont pas les moindres miracles de la chimie moderne; mais tout cela a lieu dans de minces fourneaux et de faibles alambics. Il n'en est pas de même des causes de l'humidité, de la chaleur, du froid et de la sécheresse qui dominent dans l'atmosphère, et que nous ne pouvons imiter que partiellement avec nos instrumens. Ainsi, l'eau, l'air, le feu et la terre sont toujours les élémens primitifs qui font dominer dans l'homme, tour à tour, le sec, le froid, le chaud et l'humide; ce sont des causes indestructives de santé et de

maladie; quatre humeurs principales
se rapprochent dans le corps humain,
de manière à dominer tour à tour, savoir
le sang au printemps, la bile en été,
l'atrabile en automne et la pituite en
hiver. Ainsi, l'une se corrige par l'autre, par les saisons et l'influence des
airs, des eaux et des lieux, des climats, des sexes, du régime de vie.
Tels sont, en abrégé, les vrais princi-
cipes de la doctrine d'Hippocrate, et les
difficultés essentielles de trouver un système en médecine, qui se rapporte jamais
à l'unité parfaite; comme il est absolument impossible de vouloir ramener
toutes les maladies, pour les guérir, à
une seule cause et à un seul principe,
pour n'avoir de même qu'un seul mode
de traitement à y opposer. Ainsi, toutes
les maladies ne peuvent être produites
en tout temps par le sang et par la bile
ou par la pituite; donc, tout traitement

borné aux saignées et aux purgations ,
et uniquement à cela , serait absurde.

Toutefois, il faut en convenir, quoique la théorie humorale soit loin d'être
complétement en harmonie avec nos
connaissances modernes , cependant
elle a ce rare avantage d'utilité , qu'elle
explique d'une manière tout-à-fait naturelle des phénomènes qui , sans les
principes posés par Hippocrate dans le
traité de la maladie sacrée , n'eussent
été qu'absurdes. Cette théorie nous met
au moins sur la voie ; car, supposé qu'il
se fût agi de laisser passer des chimères,
telles que celles de faire intervenir les
dieux de la fable et le démon dans les
phénomènes de l'épilepsie , sans aucun
contrôle ; notre célèbre auteur n'eût été
lui-même, aux yeux des médecins, qu'un
empirique ; le grand secret de purifier
la lune , d'obscurcir le soleil , d'avoir
du beau ou du mauvais temps, consistait

dans les explications naturelles, de l'action réciproque des vents du nord et du midi, qui amènent l'humidité et la sécheresse ; enfin dans la connaissance des changemens de saisons, par l'étude de l'astronomie , recommandée par Hippocrate à son fils Thessalus ; c'était donc seulement d'après les lois de la physique, qu'il raisonnait en médecine et non autrement.

Sans doute, l'humorisme joue ici un certain rôle : mais ce n'est pas comme système ; il s'est agi seulement de donner aux causes naturelles une action directe sur l'organe qui, en définitive, est le siége du sentiment et du mouvement. Ainsi, en admettant, que la pituite , la bile ou le sang ont aussi des effets nuisibles, il est évident que le cerveau sera, en définitive, l'organe affecté constamment ou sympathiquement. La distinction entre la manie

aiguë causée par la bile ou par la pituite, n'est pas toujours reconnaissable
même dans les délires aigus. Toutefois, il y a des observations, en médecine, qui se rapportent absolument à
la violence plus grande des symptômes
par la bile ou le sang que par la pituite.
Le cerveau communique avec toutes
les parties du corps, non-seulement
par les nerfs et la moelle épinière, mais
encore par les veines. Le vrai centre
de la circulation est le cœur; il est ici
désigné : les deux troncs artériels et
veineux ne sortent pas directement du
foie, ni de la rate. L'auteur a seulement
voulu faire remarquer, qu'il y avait un
centre unique, tant veineux qu'artériel,
qui du cœur s'étend à la tête, au cou,
et des deux côtés des clavicules, au bras
et à la main ; et qui, en bas, se porte
à droite au foie, et à gauche à la rate,
en passant ensuite sous les pubis, pour

se diriger des deux côtés des os ischions,
vers les cuisses, et gagner les genoux,
les jambes , et les pieds.

Il n'y a, certes, rien là d'imaginaire;
c'est une répétition du Traité des Veines, et une annotation à une maladie ,
pour en expliquer les phénomènes. Je ne
pense pas que la pituite soit assez active
par elle-même pour occasioner des convulsions, aussi facilement que la bile ou
le sang. Ainsi je suis ici en contradic-
tion avec mon célèbre auteur ; mais je
dois croire que je me trompe. On
trouve encore ici un premier exemple
d'anatomie comparée , pour s'éclairer
du flambeau de l'autopsie , et découvrir le siége et les causes des maladies. Il
est aussi fait mention des ventricules du
cœur et peut-être aussi des ventricules
du cerveau ; enfin cet organe a été exa-
miné ; il ne faudrait pas en conclure
que l'on aurait découvert, pour cela, la

véritable cause de l'épilepsie, surtout celle de naissance. La théorie des maladies innées a déjà été exposée par Hippocrate, dans le *Traité des airs, des eaux et des lieux,* au sujet des *macrocéphales;* elle l'a été de même dans le second livre des *Prédictions,* mais toujours dans un but philosophique; ainsi, pour les macrocéphales ou les sujets à longues têtes, que l'on croyait être le prototype de la beauté, le philosophe de Cos a démontré que l'on avait soin d'aplatir la tête dès la naissance de l'enfant, et de la comprimer entre des corps durs : « De manière, dit-il, qu'en abandonnant cette coutume, la tête reprendrait bientôt ses formes primitives. » Ainsi, pour me résumer, je dis donc que l'épilepsie de naissance est aussi difficile à guérir maintenant que du temps d'Hippocrate; qu'elle revient par les change-

mens de vents et de température chez
ceux qui y sont sujets, et par les moindres causes ; qu'elle tue les vieillards ;
qu'elle rend quelquefois difformes et
paralytiques les jeunes enfans ; qu'il est
rare d'en être attaqué, après l'âge de
vingt ans. Mais le siége de la maladie
peut n'être pas toujours dans le cerveau, et d'ailleurs, soit qu'il existe
dans les nerfs du cerveau ou de la
moelle épinière, dans les muscles ou
dans les os, il n'échappe pas moins
très-souvent à toutes nos investigations.
Il y a les poisons excessivement âcres
ou violens, tels que la strychnine,
l'acide hydrocyanique, le cyanure de
potasse, la dissolution de nitrate d'ar-
gent, la teinture d'or et d'arsenic, que
l'on a mis en usage pour combattre l'é-
pilepsie ; cette cruelle maladie sera toujours le désespoir des malades et des
médecins. Nous élevons toutefois des

doutes sur les moyens assez faciles de
guérison , qu'Hippocrate paraît avoir
connus , mais qu'il nous a laissés complètement ignorer ; son but était d'indiquer seulement les causes naturelles
qui donnaient naissance à la maladie :
ses raisonnemens sont d'une parfaite
justesse dans l'explication des symptômes ; mais il y a sans doute une autre voie
que celle des veines , et une autre cause
que celle de la pituite , qui occasionent
l'épilepsie, puisqu'il suffit d'une irritation d'un nerf par un corps étranger,
ou de la compression, ou de la commotion du cerveau et de la moelle épinière , pour donner des convulsions ;
mais les diathèses sanguines , bilieuses
et pituiteuses peuvent aussi produire
les mêmes effets. Nous savons que la
méthode d'Hippocrate , d'attaquer la
maladie chez les enfans , était d'ouvrir
des cautères à la tête , de brûler les

parties situées derrière les oreilles, d'y
entretenir une longue suppuration,
d'appliquer de larges ventouses à la
nuque, de recourir aux vésicatoires, de
faire saliver et éternuer par des moyens
appropriés : et certes cette méthode
est encore aujourd'hui à peu près la
seule favorable chez les enfans, qui
n'ont eu ni gourme, ni ulcères à la tête,
ni éruptions dans aucune partie du
corps.

ΙΠΠΟΚΡΑΤΟΥΣ

ΠΕΡΙ ΙΕΡΗΣ ΝΟΥΣΟΥ.

HIPPOCRATE.

DE

LA MALADIE SACRÉE.

15*

ΙΠΠΟΚΡΑΤΟΥΣ

ΠΕΡΙ

ΙΕΡΗΣ ΝΟΥΣΟΥ.

ά. Περὶ μὲν τῆς ἱερῆς νούσου καλεομένης ὧδ᾽ ἔχει.
Οὐδέν τί μοι δοκέει τῶν ἄλλων Θειοτέρη εἶναι νού-
σ. ιν, οὐδὲ ἱερωτέρη· ἀλλὰ φύσιν μὲν ἔχειν, ἣν καὶ
τὰ λοιπὰ νουσήματα, ὅθεν γίνεται. Φύσιν δὲ αὐτῇ
καὶ πρόφασιν οἱ ἄνθρωποι ἐνόμισαν Θεῖον εἶναι,
ὑπὸ ἀπειρίης καὶ Θαυμασιότητος, ὅτι οὐδὲν ἔοικεν
ἑτέρῃσι νούσοισι. Καὶ κατὰ μὲν τὴν ἀπορίην αὐ-

HIPPOCRATE.

DE

LA MALADIE SACRÉE.

1. La maladie que l'on nomme sacrée a lieu ainsi que je vais le dire. Elle n'a rien, à mon avis, de plus divin, ni de plus sacré que les autres affections. Sa nature est la même ; les hommes lui assignèrent d'abord une origine et des causes divines par ignorance, étonnés de ses effets, qui ne ressemblent point à ceux des maladies ordinaires. Ils ont ensuite persévéré à lui attacher quelque idée de divinité, ne sachant reconnaître sa nature. Ils tentèrent ainsi, dans leur indigence, de la guérir par des pu-

rifications et des enchantemens, et ils se règlent ainsi sur ce mode de traitement. Mais si tout ce qui est surprenant est réputé divin, le nombre des maladies divines sera grand, au lieu de se borner à une seule, comme je le démontrerai dans un moment ; car il en est plusieurs autres dont les effets ne sont ni plus admirables, ni moins surprenans, et que personne n'a jamais cru être divines. Je citerai d'abord les fièvres quotidiennes, tierces et quartes, qui ne me paraissent nullement être sacrees, ni plutôt provenir de la divinité que cette maladie, quoiqu'elles ne soient pas moins surprenantes ; je vois ensuite des maniaques et des hommes attaqués du délire, sans cause manifeste, faire toutes sortes de choses extraordinaires. Il en est à ma connaissance qui crient et gémissent dans leur sommeil ; d'autres qui se sentent comme étouffés ; et quelques-uns qui se jettent à bas de leur lit, qui veulent fuir et sont tout-à-fait hors de leur raison, jusqu'à ce qu'ils s'éveillent ; ensuite ils sont sains et

τοῖσι τοῦ μὴ γινώσκειν, τὸ θεῖον αὐτῇ διασώζε-
ται· κατὰ δὲ τὴν εὐπορίην τοῦ τρόπου τῆς ἰήσιος
ἰῶνται. Ἀπολύονται γὰρ ἢ καθαρμοῖσιν, ἢ ἐπαοιδῇ-
σιν. Εἰ δὲ διὰ τὸ θαυμάσιον, θεῖον νομιεῖται,
πολλὰ τὰ ἱερὰ νουσήματα ἔσται, καὶ οὐχὶ ἕν· ὡς
ἐγὼ ἀποδείξω ἕτερα οὐδὲν ἧσσον ἐόντα θαυμάσια,
οὐδὲ τερατώδεα, ἃ οὐδεὶς νομίζει ἱερὰ εἶναι. Τοῦτο
μὲν γὰρ οἱ πυρετοὶ οἱ ἀμφημερινοὶ, καὶ οἱ τριταῖοι,
καὶ οἱ τεταρταῖοι, οὐδὲν ἧσσόν μοι δοκέουσιν ἱεροὶ
εἶναι, καὶ ὑπὸ θεοῦ γίνεσθαι ταύτης τῆς νούσου,
κἂν οὐ θαυμάσιον ἔχωσι· τοῦτο δὲ ὁρέω μαινομέ-
νους ἀνθρώπους, καὶ παραφρονέοντας, ἀπὸ μηδεμιῆς
προφάσιος ἐμφανέος, καὶ πολλά τε ἅμα καὶ ἄκαιρα
ποιέοντας. Ἔν τε τῷ ὕπνῳ οἶδα πολλοὺς οἰμώζον-
τας καὶ βοῶντας, τοὺς δὲ καὶ πνιγομένους, τοὺς
δὲ καὶ ἀναΐσσοντάς τε καὶ φεύγοντας ἔξω, καὶ παραφρονέοντας, μέχρις ἂν ἐξεγειρέωνται. Ἔπειτα δὲ
καὶ ὑγιέας ἐόντας καὶ φρονέοντας, ὥσπερ τοπρό-

τερον, ἐόντας τε αὐτοὺς ὠχροὺς τε καὶ ἀσθενέας.
Καὶ ταῦτα οὐχ ἅπαξ, ἀλλὰ πολλάκις. Ἄλλα τε
πολλά ἐστι καὶ παντοδαπὰ, ὧν περὶ ἑκάστου λέ-
γειν, πολὺς ἂν εἴη λόγος.

β΄. Ἐμοὶ δὲ δοκέουσιν οἱ πρῶτοι τοῦτο τὸ νούσημα ἀφιερώσαντες, τοιοῦτοι εἶναι ἄνθρωποι, οἷοι
καὶ νῦν εἰσὶ μάγοι τε καὶ καθάρται, καὶ ἀγύρται,
καὶ ἀλαζόνες, ὁκόσοι δὴ προσποιέονται σφόδρα
θεοσεβέες εἶναι, καὶ πλέον τι εἰδέναι. Οὗτοι τοίνυν
παραμπεχόμενοι καὶ προβαλλόμενοι τὸ θεῖον τῆς
ἀμηχανίης, τὸ μὴ ἴσχειν ὅ τι προσενέγκαντες
ὠφελήσουσιν, ὡς μὴ κατάδηλοι ἔωσιν οὐδὲν ἐπι-
στάμενοι, ἱερὸν ἐνόμισαν τοῦτο τὸ πάθος εἶναι,
καὶ λόγους ἐπιλέξαντες ἐπιτηδείους, τὴν ἴησιν κα-
τεστήσαντο ἐς τὸ ἀσφαλές σφισιν ἑωυτοῖσι, καθαρ-
μοὺς προσφέροντες καὶ ἐπαοιδὰς, λουτρῶν τε ἀπέ-
χεσθαι κελεύοντες, καὶ ἐδεσμάτων πολλῶν, καὶ

jouissent de leur raison comme auparavant ; seulement ils sont pâles et faibles : ceci leur arrive non une fois, mais souvent. Au reste, il y a beaucoup d'autres faits semblables dont je pourrais parler plus en détail, si je ne craignais d'être trop long.

11. Les premiers qui ont consacré la maladie précitée à la divinité sont, à mon avis, gens de même espèce que les mages, les enchanteurs, les devins et charlatans, qui veulent en imposer en essayant de feindre la piété, pour faire croire à leur science. Ceux-ci en effet, pour cacher leur ignorance, se couvrent du manteau de la divinité, n'ayant rien à ordonner, de crainte de révéler leur inhabileté ; et telle a été leur ressource, de nommer alors la maladie sacrée : usant de prétextes semblables, ils ont tâché de persuader qu'ils avaient des moyens sûrs de la guérir par des expiations et des sacrifices, avec la privation des bains et d'autres choses insignifiantes par rapport au régime. Ainsi, par exemple, parmi

les poissons de mer, le surmulet, le ni-
groil, le murge et l'anguille sont d'un
usage très-dangereux, de même que la
chair de chèvre, de cerf, de verrat, de
petit chien; car elle excite de violens
troubles du ventre. Parmi les oiseaux, le
coq, la tourterelle, l'outarde sont aussi
interdits. Quant aux légumes, la menthe,
l'ail et l'oignon sont trop âcres. Il faut ne
point se vêtir de noir, car c'est le signe
du deuil; ni coucher sur la peau de chèvre, ni en porter; ni passer un pied sur
l'autre, ni entrecroiser les mains : ce sont
des obstacles à la guérison.

III. Ils attribuent ces indications à la
divinité, en feignant de connaître bien
d'autres choses cachées, afin qu'en cas de
réussite, l'honneur et l'habileté leur en
soient attribués. Que si au contraire le
malade meurt, ils sont dans une parfaite
sécurité. Leur apologie est toute faite; ils
ne sont point les auteurs de la mort, mais
ce sont les dieux; car ils n'ont prescrit ni
alimens, ni médicamens nuisibles, ni or-

ἀνεπιτηδείων ἀνθρώποισι νοσέουσιν ἐσθίειν· θαλασ-
σίων μὲν τρίγλης, καὶ μελανούρου, κεστρέος,
ἐγχέλυος· οὗτοι γὰρ οἱ ἰχθύες εἰσιν ἐπικαιρότατοι·
κρεῶν δὲ αἰγείου καὶ ἐλαφείου, καὶ χοιρείου καὶ
κυνός· ταῦτα γὰρ κρεῶν ταρακτικώτατά ἐστι τῆς
κοιλίης· ὀρνίθων δὲ, ἀλεκτρυόνος, καὶ τρυγόνος,
ὠτίδος. Ἔτι δὲ, ὅσα νομίζεται ἰσχυρότατα εἶναι.
Λαχάνων δὲ μίνθης, σκορόδου καὶ κρομμύου. Δριμὺ
γὰρ ἀσθενέοντι οὐδὲν ξυμφέρει. Ἱμάτιον δὲ μέλαν
μὴ ἔχειν· θανατῶδες γὰρ τὸ μέλαν. Μηδὲ ἐν αἰγείῳ
κατακέεσθαι δέρματι, μηδὲ φορέειν, μηδὲ πόδα
ἐπὶ ποδὶ ἔχειν, μηδὲ χεῖρα ἐπὶ χειρί. Ταῦτα γὰρ
πάντα κωλύματα εἶναι.

ή. Ταῦτα δὲ πάντα τοῦ θείου εἴνεκεν προστιθέα-
σιν, ὡς πλέον τι εἰδότες καὶ ἄλλας προφάσιας προ-
λέγοντες· ὅκως, εἰ μὲν ὑγιὴς γένοιτο, αὐτῶν ἡ δόξα
εἴη καὶ ἡ δεξιότης· εἰ δὲ ἀποθάνοι, ἐν ἀσφαλεῖ
καθισταῖντο αὐτῶν αἱ ἀπολογίαι, καὶ ἔχοιεν πρόφασιν, ὡς οὐκ αἴτιοί εἰσιν αὐτοί, ἀλλ' οἱ θεοί.
Οὔτε γὰρ φαγέειν οὔτε πιέειν ἔδοσαν φάρμακον

οὐδὲν, οὔτε λουτροῖσι καθήψησαν, ὥστε δοκέειν
αἴτιοι εἶναι.

δ. Ἐγὼ δὲ δοκέω Λιβύων τῶν τὴν μεσό-
γειον οἰκεόντων, οὐδένα ὑγιαίνειν, ὅτι ἐν αἰγείοισι
δέρμασι κατακέονται, καὶ κρέασιν αἰγείοισι χρῶν-
ται. Ἐπεὶ οὐκ ἔχουσιν οὔτε στρῶμα, οὔτε ἱμάτιον,
οὔτε ὑπόδημα, ὅ τι μὴ αἴγειόν ἐστιν. Οὐ γὰρ
ἔστιν αὐτοῖσιν ἄλλο προβάτιον οὐδὲν, ἢ αἶγες καὶ
βόες. Εἰ δὲ ταῦτα προσφερόμενα καὶ ἐσθιόμενα τὴν
νοῦσον τίκτει τε καὶ αὔξει, καὶ μὴ ἐσθιόμενα ἰῆται, οὐκ ἔστιν ἄρα ὁ Θεὸς αἴτιος οὐδενός, οὐδὲ οἱ
καθαρμοὶ ὠφελέουσιν, ἀλλὰ τὰ ἐδέσματα τὰ ἰώμενα
τε καὶ βλάπτοντα· τοῦ δὲ Θείου ἀφανίζεται ἡ δύναμις. Οὕτως οὖν ἐμοί γε δοκέουσιν, οἵ τινες τούτῳ
τῷ τρόπῳ ἐγχειρέουσιν ἰῆσθαι ταῦτα τὰ νουσήματα,
οὔτε ἱερὰ νομίζειν εἶναι, οὔτε Θεῖα. Ὅκου γὰρ
ὑπὸ καθαρμῶν τοιούτων μετάστατα γίνεται, καὶ
ὑπὸ θεραπείης τοιῆσδε, τί κωλύει καὶ ὑφ' ἑτέρων

donné des bains trop chauds qui brûlent le sang : les voilà donc sans reproche.

iv. Je ferai observer que les peuples de la Lybie, vivant au loin dans les terres, couchent sur des peaux de chèvres, dont la chair leur sert d'aliment, et, qui n'ont point d'autre lit, d'autre vêtement, d'autre chaussure ; de manière qu'ils ne peuvent guérir de l'épilepsie, car ils n'ont pour tout bétail que des chèvres et des bœufs. Si donc les alimens ou les vêtemens engendrent et fortifient la maladie, et s'il suffit pour la guérir de s'en abstenir, ce n'est plus alors quelque divinité qui en est la cause, et les expiations n'y peuvent plus rien, mais ce sont les alimens à la fois bons et mauvais; alors s'évanouit le pouvoir de la divinité. Donc ceux qui essaient de guérir ainsi la maladie sacrée, ne me paraissent point y croire eux-mêmes; car, puisque avec les purifications, ils espèrent y opérer un changement par cette espèce de traite-

ment, pourquoi alors ne point se passer
de secours étrangers ? en sorte qu'il n'y
a plus alors de causes divines, mais seulement humaines.

v. En effet qu'un mage ou un devin, quel
qu'il soit, ait le pouvoir par des purifications d'éloigner la maladie, ou l'art
de la guérir ; le pouvoir divin serait nul.
Ceux qui agissent ainsi, en parlant sans
cesse de leur science, trompent les hommes en leur proposant des purifications et
des expiations, tandis qu'ils impliquent
dans leurs discours Dieu et le démon. Et,
certes, ils ne me paraissent pas faire
preuve alors d'une grande dévotion : mais,
bien au contraire, je les regarde comme
des impies et des athées : tant leur irréli-
gion est visible, comme je le prouverai
bientôt. Si en effet, de purifier la lune,
d'obscurcir le soleil, de donner le beau ou
le mauvais temps, d'évoquer les tempêtes
et de produire la sérénité de l'air, de fer-
tiliser la terre et les mers, ou d'enfanter

τεχνημάτων ὁμοίων τούτοισιν ἀπογίνεσθαι τοῖσιν
ἀνθρώποισι καὶ προσπίπτειν; ὥστε μηκέτι τὸ θεῖον
αἴτιον εἶναι, ἀλλά τι ἀνθρώπινον.

έ. Ὅστις γὰρ οἷός τε περικαθαίρων καὶ μαγεύων
ἀπάγειν τοιοῦτον πάθος, οὗτος κἂν ἀπάγη ἑτέρα
τεχνησάμενος· πάντως κἂν τούτῳ τῷ λόγῳ τὸ θεῖον
ἀπόλλυται. Τοιαῦτα λέγοντες καὶ μεμηχανευμένοι
προσποιέονται πλέον τι εἰδέναι, καὶ ἀνθρώπους ἐξα-
πατέουσι, προστιθέμενοι τούτοισιν ἁγνείας τε καὶ
καθαρότητας, ὅτε πουλὺ αὐτοῖσι τοῦ λόγου ἐς τὸ
θεῖον ἀφήκει, καὶ τὸ δαιμόνιον. Καί τοι ἔμοι γε
οὐ περὶ εὐσεβείης δοκέουσι τοὺς λόγους ποιέεσθαι,
ὡς οἴονται, ἀλλὰ περὶ δυσσεβείης μᾶλλον, καὶ ὡς
οἱ θεοὶ οὐκ εἰσί. Τό τε εὐσεβὲς καὶ θεῖον αὐτῶν
ἀσεβὲς καὶ ἀνόσιόν ἐστιν, ὡς ἐγὼ διδάξω. Εἰ γὰρ
σελήνην τε καθαιρεῖν, καὶ ἥλιον ἀφανίζειν, χει-
μῶνά τε καὶ εὐδίην ποιέειν, καὶ ὄμβρους καὶ αὐ—

χμοὺς, καὶ θάλασσαν ἄφορον, καὶ γῆν, τἆλλα τὰ
τοιουτότροπα πάντα, ἐπιδέχονται ἐπίστασθαι,
εἴτε καὶ ἐκ τελετέων, εἴτε καὶ ἐξ ἄλλης τινὸς γνώμης ἢ μελέτης φασὶν οἷοί τε εἶναι, οἱ ταῦτα ἐπι-
τηδεύοντες, δυσσεβέειν ἔμοι γε δοκέουσι, καὶ
θεοὺς οὔτε εἶναι νομίζειν, οὔτε ὄντας ἰσχύειν
οὐδὲν, οὔτε εἴργεσθαι ἂν οὐδενὸς τῶν ἐσχάτων
ποιέοντας. ὧν ἕνεκά γε, πῶς οὐ δεινοὶ ἄρ᾽ αὐτοῖσίν
εἰσιν; εἰ γὰρ ἄνθρωπος μαγεύων τε καὶ θύων σελήνην τε καθαιρήσει, καὶ ἥλιον ἀφανίσει· καὶ χει-
μῶνα καὶ εὐδίην ποιήσει. Οὐκ ἂν ἔγωγέ τι θεῖον
νομίσαιμι τούτων εἶναι, ἀλλ᾽ ἀνθρώπινον· εἰ δὴ
τοῦ θείου ἡ δύναμις ὑπὸ ἀνθρώπου γνώμης κρατέεται καὶ δεδούλωται. Ἴσως δὲ οὐχ οὕτως ἔχει
ταῦτα· ἀλλ᾽ ἄνθρωποι βίου δεόμενοι πολλὰ καὶ
παντοῖα τεχνέονται καὶ ποικίλλουσιν, ἔς τε τὰ
ἄλλα πάντα καὶ ἐς τὴν νοῦσον ταύτην ἑκάστῳ

d'autres prodiges semblables, ne sont qu'une partie de leur science ; ou si par leur initiation aux saints mystères ou par leur science occulte, comme ils en tirent vanité dans leurs discours, leurs soins s'étendent aussi loin, ce sont assurément, à mon avis, des impies ; car ils agissent ainsi comme si la divinité n'existait pas ou qu'elle fût impuissante et incapable, elle-même, de faire les mêmes prodiges. Si en effet un homme, mage ou devin, peut purifier la lune, obscurcir le soleil, donner la pluie ou les beaux jours, je ne considérerais plus ce pouvoir comme divin, mais comme humain. Que si la puissance divine est dominée par la science de l'homme, elle est alors en servitude. Mais il en est tout autrement.

Les hommes, dans leur indigence, assiégés des besoins de la vie, ont inventé les arts, et conçu mille moyens d'attaquer la maladie sacrée, et de remédier à chaque symptôme, qu'ils attribuent à une divinité; car ce n'est pas une seule fois la même chose qu'ils répètent.

Ainsi, par exemple, si les malades imitent la chèvre par leur voix entrecoupée, et se roulent sur le côté droit, ils en accusent Cybèle la mère des dieux; si leurs cris sont plus forts et plus aigus, au point de ressembler au hennissement du cheval, alors c'est Neptune qui en est la cause; s'ils ne sont pas maîtres, comme cela leur arrive souvent par la violence du mal, de retenir leur urine ou leurs excrémens, ils sont alors sous la domination de la déesse des enfers; s'ils font entendre une voix modulée comme celle des oiseaux, c'est par l'influence d'Apollon-Berger; si l'écume leur sort de la bouche et s'ils frappent la terre de leurs pieds, c'est alors le dieu Mars qui en est l'auteur; quand des terreurs nocturnes et des frayeurs de tous genres les assiégent la nuit, au point d'être chassés hors du lit, c'est qu'ils sont pour-

εἴδει τοῦ πάθεος Θεῷ τὴν αἰτίην προστιθέντες. Οὐ
γὰρ καθάπαξ, ἀλλὰ πλεονάκις ταυτὰ μεμίμηνται.
Κὴν μὲν γὰρ αἰγα μιμῶνται, κὴν βληχῶνται,
κὴν τὰ δεξιὰ σπῶνται, μητέρα θεῶν φασὶ αἰτίην
εἶναι. Ἢν δὲ ὀξύτερον καὶ εὐτονώτερον φθέγγηται,
ἵππῳ εἰκάζουσί, καὶ φασὶ Ποσειδῶνα αἴτιον εἶναι.
Ἢν δὲ καὶ τῆς κόπρου τι παρίῃ, ὃ πολλάκις τισὶ
γίνεται ὑπὸ τῆς νούσου βιαζομένοισιν, Ἐνοδίου
πρόσκειται ἡ προσωνυμίη. Ἢν δὲ λεπτότερον καὶ
πυκνότερον, οἷον ὄρνιθες, Ἀπόλλων νόμιος. Ἢν δὲ
ἀφρὸν ἐκ τοῦ στόματος ἀφίῃ, καὶ τοῖσι ποσὶ λα-
κτίζῃ, Ἄρης τὴν αἰτίην ἔχει. Ὁκόσα δὲ δείματα
νυκτὸς παρίσταται, καὶ φόβοι καὶ παράνοιαι, καὶ
ἀναπηδήσιες ἐκ τῆς κλίνης, καὶ φόβητρα, καὶ φεύ-
ξιες ἔξω, Ἑκάτης φασὶν εἶναι ἐπιβουλάς, καὶ
ἡρώων ἐφόδους· καθαρμοῖσί τε χρέονται καὶ ἐπαοι-
δῇσι, καὶ ἀνοσιώτατόν γε καὶ ἀθεώτατον ποιέου-

σιν, ὡς ἐμοί γε δοκέει, τὸ θεῖον. Καθαίρουσι γὰρ
τοὺς ἐχομένους τῇ νούσῳ αἵμασι, καὶ τοῖσι τοιού-
τοισι μιάσμασιν, ἔχοντας ἢ ἀλάστορας, ἢ πεφαρ-
μαγμένους ὑπὸ ἀνθρώπων, ἤ τι ἔργον ἀνόσιον εἰρ-
γασμένους, οὓς ἐχρῆν τἀναντία τούτοισι ποιέειν,
θύειν τε καὶ εὔχεσθαι, καὶ ἐς τὰ ἱερὰ φέροντας
ἱκετεύειν τοὺς θεούς. Νῦν δὲ τούτων μὲν ποιέου-
σιν οὐδὲν, καθαίρουσι δέ. Καὶ τὰ μὲν τῶν καθαρμῶν γῇ κρύπτουσι, τὰ δὲ ἐς θάλασσαν ἐμβάλλουσι,
τὰ δὲ ἐς τὰ οὔρεα ἀποφέρουσιν, ὅπη μηδεὶς ἅψη-
ται, μηδὲ ἐπιβήσηται. Τὰ δ᾽ ἐχρῆν ἐς τὰ ἱερὰ
φέροντας τῷ Θεῷ ἀποδοῦναι, εἰ δὴ Θεός γέ ἐστιν
αἴτιος. Οὐ μέν τοι ἔγω γε ἀξιῶ ὑπὸ Θεοῦ, ἀνθρώπου σῶμα μιαίνεσθαι· τὸ ὑποκηρότατον ὑπὸ τοῦ
ἁγνοτάτου. Ἀλλὰ, κἢν τυγχάνη ὑπὸ ἑτέρου μεμιασμένον ἤ τι πεπονθὸς, ἐθέλοι ἂν ὑπὸ τοῦ Θεοῦ
καθαίρεσθαι, καὶ ἁγνίζεσθαι μᾶλλον, ἢ μιαίνεσθαι.

suivis par Hécate et par les ombres des
héros. Alors ils font usage d'expiations et
de purifications ; ce qui me semble mettre
le comble aux soupçons sur une divinité
malfaisante et ennemie de la religion ;
d'ailleurs on purifie ainsi des hommes atteints de souillure, ou de crimes, ou de commerce impur, ou de profanation, et à l'é-
gard desquels il fallait faire tout le contraire,
en allant d'abord supplier les dieux dans
les temples et leur faire des sacrifices ; or
rien de cela n'a eu lieu. A la vérité on fait
bien des purifications ; mais quant aux épileptiques, on les niche sous terre, on les
jette dans la mer, on les porte sur des mon-
tages escarpées, où personne ne peut y toucher, ni en approcher. Il fallait au contraire les porter dans les temples et les exposer devant la divinité, pour l'apaiser, si
réellement elle est la cause de leur maladie ;
mais je ne vois point qu'il soit digne de la
divinité de s'attacher à souiller le corps de
l'homme : l'impureté n'émane point de la
pureté même. Quand on s'est souillé par

un commerce impur ou de toute autre
manière que ce soit, et que l'on désire
s'en purifier, c'est à Dieu qu'il convient
de s'adresser pour le don de pureté et
d'innocence; car Dieu est celui qui ef-
face les plus grandes fautes, et par lequel tous les plus grands crimes sont re-
mis. C'est pourquoi les autels dans les temples, consacrés à la divinité sont environnés
de barrières, qui empêchent d'en approcher, à moins que l'on ne soit pur; et nous
savons que l'on n'en sort, qu'après s'être
lavé des moindres souillures, si on en
était déjà atteint. Voilà ce que j'avais à
dire quant aux expiations.

v. Cette maladie, à mon avis, n'est donc
pas plus divine que toute autre; sa nature est
de même produite par des causes, d'après
lesquelles nous savons que la divinité in-
tervient, comme en toutes choses. Elle ne
me paraît donc pas moins guérissable que
les autres maux, si toutefois elle ne s'est
point fortifiée par un laps de temps, qui

Τὰ γοῦν μέγιστα τῶν ἁμαρτημάτων καὶ ἀνοσιώτατα τὸ Θεῖόν ἐστι τὸ καθαῖρον καὶ ἁγνίζον, καὶ
ἔρυμα γενόμενον ἡμῖν. Αὐτοί τε ὅρους τοῖσι Θεοῖσι
τῶν ἱερῶν, καὶ τῶν τεμενέων ἀποδεικνύμενοι, ὡς
ἂν μηδεὶς ὑπερβαίνοι, εἰ μὴ ἁγνεύοι, εἰσιόντες τε
περιῤῥαινόμεθα, οὐχ ὡς μιαινόμενοι, ἀλλ᾽ εἴ τι
καὶ πρότερον ἔχομεν μύσος, τοῦτο ἀφαγνιούμενοι.
Καὶ περὶ μὲν τῶν καθαρμῶν, οὕτω μοι δοκέει
ἔχειν.

ε΄. Τὸ δὲ νούσημα τοῦτο, οὐδέν τι μοι δοκέει
Θειότερον εἶναι τῶν λοιπῶν, ἀλλὰ φύσιν μὲν ἔχειν,
ἣν καὶ τὰ ἄλλα νουσήματα, καὶ πρόφασιν, ὅθεν
ἕκαστα γίνεται. Φύσιν δὲ τοῦτο καὶ πρόφασιν ἀπὸ
ταὐτοῦ τὸ Θεῖον γίνεσθαι, ἀφ᾽ ὅτου καὶ τἄλλα
πάντα. Καὶ ἰητὸν εἶναι, καὶ οὐδὲν ἧσσον ἑτέρων,

ὅτι μὴ ἤδη ὑπὸ χρόνου πολλοῦ καταδεδιασμένον
ἔη, ὥστε ἤδη εἶναι ἰσχυρότερον τῶν φαρμάκων
τῶν προσφερομένων. Ἄρχεται δὲ ὥσπερ καὶ τἄλλα
νουσήματα κατὰ γένος. Εἰ γὰρ ἐκ τοῦ φλεγματώ-
δεος φλεγματώδης, καὶ ἐκ χολώδεος χολώδης γίνεται, καὶ ἐκ φθινώδεος φθινώδης, καὶ ἐκ σπληνώ-
δεος σπληνώδης, τί κωλύει, ὅτου πατὴρ καὶ μήτηρ
εἴχετο τούτῳ τῷ νουσήματι, τούτῳ καὶ ἐκ τῶν ἐγ-
γόνων ἔχεσθαι τινά; ὡς ὁ γόνος ἔρχεται πάντοθεν
τοῦ σώματος, ἀπό τε τοῦ ὑγιηρῶν ὑγιηρός, ἀπό τε
τῶν νοσερῶν νοσερός. Ἕτερον δὲ μέγα τεκμήριον,
ὅτι οὐδὲν θειότερόν ἐστι τῶν λοιπῶν νουσημάτων·
τοῖσι γὰρ φλεγματώδεσι φύσει γίνεται· τοῖσι δὲ
χολώδεσιν οὐ προσπίπτει. Καί τοι, εἰ θειότερόν
ἐστι τῶν ἄλλων, τοῖσιν ἅπασιν ὁμοίως ἔδει γίνεσθαι τὴν νοῦσον ταύτην, καὶ μὴ διακρίνειν μήτε
χολώδεα, μήτε φλεγματώδεα. Ἀλλὰ γὰρ αὐτοῖσιν
αἴτιος ὁ ἐγκέφαλος τούτου τοῦ πάθεος, ὥσπερ καὶ
τῶν ἄλλων νουσημάτων τῶν μεγίστων. Ὁτέῳ δὲ
τρόπῳ καὶ ἐξ οἵης προφάσιος γίνεται, ἐγὼ φράσω
σαφέως.

ϛʹ. Ὁ ἐγκέφαλος τοῦ ἀνθρώπου ἐστὶ διπλόος,

élude l'action des médicamens. Enfin elle
commence comme toutes les maladies en
général. Si en effet les sujets pituiteux
ou bilieux se succèdent naturellement,
pourquoi, lorsqu'un père ou une mère
sont atteints d'épilepsie, leurs enfans n'y
seraient-ils pas aussi un peu sujets, puisque le germe humain se forme de toutes
les parties du corps, saines ou malades?
Mais une grande preuve que cette maladie
n'est pas plus divine que toute autre, et
qu'elle est de même espèce, c'est qu'en général elle attaque les pituiteux de préfé-
rence aux bilieux. Que si elle était réellement plus ou moins divine, alors il n'y
aurait nulle différence. Mais cette affection vient du cerveau, comme toutes les
grandes maladies les plus mortelles. Elle
s'engendre de la même manière et par les
mêmes causes, comme je vais l'expliquer
clairement.

VI. Le cerveau de l'homme est double,
comme chez les autres animaux; une mem-

brane mince le sépare en deux lobes ; de
là vient que les douleurs de tête se font
sentir tantôt à droite, tantôt à gauche, et
quelquefois dans toute la tête. Des veines
multipliées et déliées s'y rendent de toutes les parties du corps. Il y a deux grosses
veines, dont l'une vient du côté du foie et
l'autre du côté de la rate. La première se
partage en deux ainsi qu'il suit : elle se
porte en bas, vers le rein, le muscle psoas,
la partie interne de la cuisse et le pied
droit. On la nomme veine cave ou con-
fluente ; en haut elle communique avec les
veines du côté droit et du poumon ; elle
se partage au cœur et au bras droit ; le reste
du tronc passe près de la clavicule, au côté
droit du cou, se répand sous la peau et devient visible : elle s'enfonce près de l'o-
reille et se divise en deux branches ; la plus
considérable se distribue au cerveau ; l'autre branche, plus petite, se divise près de
l'oreille. Un rameau va à l'œil droit et un
autre au nez. Telle est la marche des
veines qui viennent du côté du foie.

ὥσπερ καὶ τοῖσιν ἄλλοισι ζώοισιν ἅπασι. Τὸ δὲ
μέσον αὐτοῦ διαιρέει μήνιγξ λεπτή. Διό, τι οὐκ
αἰεὶ κατὰ τὸ αὐτὸ τῆς κεφαλῆς ἀλγέει, ἀλλ' ἐν
μέρει ἑκάτερον· ὁτὲ δὲ ἅπασα. Καὶ φλέβες τε ἐς
αὐτὸν τείνουσιν ἐξ ἅπαντος τοῦ σώματος πολλαὶ
καὶ λεπταί· δύο δὲ παχεῖαι· ἡ μὲν ἀπὸ τοῦ ἥπατος, ἡ δὲ ἀπὸ τοῦ σπληνός. Καὶ ἡ μὲν ἀπὸ τοῦ
ἥπατος, ὧδ' ἔχει. Τὸ μέντοι τῆς φλεβὸς κάτω
τείνει διὰ τῶν ἐπὶ δεξιὰ παρ' αὐτὸν τὸν νεφρὸν καὶ
τὴν ψύην, ἐς τὸ ἐντὸς τοῦ μηροῦ, καὶ καθήκει ἐς
τὸν πόδα, καὶ καλέεται κοίλη φλέψ. Ἡ δὲ ἑτέρη
ἄνω τείνει διὰ φλεβῶν τῶν δεξιῶν καὶ τοῦ πνεύ-
μονος. Ἀπέσχισται δὲ καὶ ἐς τὴν καρδίην, καὶ ἐς
τὸν βραχίονα τὸν δεξιόν. Τὸ δὲ λοιπὸν ἄνω φέρει
διὰ τῆς κληῖδος ἐς τὰ δεξιὰ τοῦ αὐχένος, καὶ αὐτοῦ
τὸ δέρμα, ὥστε κατάδηλός ἐστι. Παρὰ δὲ τὸ οὖς
κρύπτεται. Καὶ ἐνταῦθα σχίζεται· καὶ τὸ μὲν πα
χύτατον καὶ μέγιστον καὶ κοιλότατον ἐς τὸν ἐγκ
φαλον τελευτᾷ, τὸ δὲ ἐς τὸ οὖς τὸ δεξιὸν, φλὲβ
λεπτόν, τὸ δὲ ἐς τὸν ὀφθαλμὸν τὸν δεξιὸν, τ

3*

ἐς τὸν μυκτῆρα. Ἀπὸ μὲν τοῦ ἥπατος οὕτως ἔχει τῶν φλεβῶν. Διατέταται δὲ καὶ ἀπὸ τοῦ σπληνὸς φλὲψ, ἐς τὰ ἀριστερὰ καὶ κάτω καὶ ἄνω, ὥσπερ καὶ ἀπὸ τοῦ ἥπατος· λεπτοτέρη δὲ καὶ ἀσθενεστέρη. Κατὰ ταύτας δὲ τὰς φλέβας καὶ ἐσαγόμεθα τὸ πουλὺ τοῦ πνεύματος. Αὗται γὰρ ἡμέων εἰσὶν ἀναπνοαὶ τοῦ σώματος, τὸν ἠέρα εἰς σφᾶς ἕλκουσαι, καὶ ἐς τὸ σῶμα τὸ λοιπὸν ὀχετεύουσαι, καὶ κατὰ τὰ φλέβια, καὶ ἀναψύχουσι καὶ πάλιν ἀφιᾶσιν. Οὐ γὰρ οἷόν τε τὸ πνεῦμα στῆναι, ἀλλὰ χωρέει ἄνω καὶ κάτω. Ἢν γὰρ στῇ που καὶ ἀποληφθῇ, ἀκρατὲς γίνεται ἐκεῖνο τὸ μέρος, καθ᾽ ὃ ἂν στῇ. Τεκμήριον δὲ, ὁκόταν καθημένῳ ἢ κατακειμένῳ φλέβια πιεσθῇ, ὥστε τὸ πνεῦμα μὴ διεξιέναι ἀπὸ τῆς φλεβὸς, εὐθὺς νάρκη ἔχει. Περὶ μὲν τῶν φλεβῶν τῶν λοιπῶν, οὕτως ἔχει.

ζ΄. Ἡ δὲ νοῦσος αὕτη γίνεται τοῖσι μὲν φλεγματίησιν, τοῖσι δὲ χολώδεσιν, οὔτ᾽ ἄρχεται δὲ φύε

La seconde veine se porte vers la rate ; ensuite elle se distribue à gauche en haut et en bas, comme la veine du côté du foie, mais elle est moins grosse et plus faible. Nous recevons par ces veines beaucoup de souffle ou d'esprit vital ; ce sont des voies de perspiration générale, qui attirent l'air et le font communiquer avec toutes les parties du corps pour le rafraîchir, tandis qu'ensuite elles laissent échapper le souffle ; car cet esprit vital ne demeure point en repos, il va et vient en haut et en bas avec le sang ; s'il s'arrête quelque part, il y a aussitôt impuissance ou engourdissement. On a la preuve que les veines souffrent de la compression, quand on est resté long-temps assis ou couché, parce que les esprits vitaux ne peuvent circuler ; on éprouve alors de l'engourdissement ; il en est de même pour toutes les veines.

VII. L'épilepsie attaque donc les sujets chargés de pituite, et très-rarement les bilieux. Elle commence à se former chez

les fœtus dans le sein de leur mère ; le
cerveau doit se purger comme les autres
organes, avant la naissance de l'enfant.
Si, dans cette espèce de succion des humeurs, le cerveau se dépouille du superflu,
et ne garde que ce qui lui est nécessaire,
alors la tête sera très-saine dans la suite ;
mais si le contraire a lieu, et si une fonte
d'humeurs gagne le cerveau, la tête ne
sera point forte, l'ouïe sera dure, et les
enfans en grandissant, ne pourront supporter l'insolation, ni le froid. S'il n'y a qu'un
côté d'affecté, soit l'œil, soit l'oreille, par
l'oblitération de quelque veine, l'effet sera
le même qu'en cas de collection des humeurs. Si donc la purgation ne s'en fait
point, tandis que l'amas et l'épaississement
continuent, nécessairement le fœtus sera
chargé de pituite. Mais si les enfans, en
grandissant, ont des éruptions et des ulcères, soit à la tête, soit aux oreilles ou sur
toute autre partie, ou s'ils sont sujets à un
flux abondant de salive ou de mucosités
nasales, ils seront exempts de la maladie

σθαι ἐπὶ τοῦ ἐμβρύου ἔτι ἐν τῇ μήτρῃ ἐόντος. Κα-
θαίρηται γὰρ καὶ ἀνθέει, ὥσπερ τἄλλα μέρεα,
πρὶν γενέσθαι, καὶ ὁ ἐγκέφαλος. Ἐν ταύτῃ δὲ τῇ
καθάρσει, ἢν μὲν καλῶς καὶ μετρίως καθαρθῇ, καὶ
μήτε πλεῖον μήτε ἔλασσον τοῦ δέοντος ἀπορρυῇ,
οὕτως ὑγιεινοτάτην τὴν κεφαλὴν ἕξει. Ἢν δὲ πλείων
ἀπὸ παντὸς τοῦ ἐγκεφάλου γένηται ἡ ἀπότηξις,
νοσώδεά τε τὴν κεφαλὴν ἕξει αὐξόμενος, καὶ ἤχου
πλέην, καὶ οὔτε ἥλιον οὔτε ψύχος ἀνέξεται. Ἢν
δὲ ἀπὸ ἑνός τινος γένηται, ἢ ἀπὸ ὀφθαλμοῦ, ἢ
οὔατος, ἢ φλέψ τις συνισχνανθῇ, ἐκεῖνος κακοῦ-
ται οὕτως, ὁκοίως ἂν καὶ τῆς ἀποτήξιος ἔχῃ. Ἢν
δὲ κάθαρσις μὴ ἐπιγένηται, ἀλλὰ ξυστραφῇ τῷ
ἐγκεφάλῳ, οὕτως ἀνάγκη φλεγματώδεα εἶναι.
Καὶ ὁκόσοισι μὲν παιδίοισιν ἐοῦσιν ἐξανθέει ἕλκεα
ἐς τὴν κεφαλὴν, καὶ ἐς τὰ οὔατα, καὶ ἐς τὸν ἄλλου χρῶτα, καὶ σιαλώδεα γένηται καὶ μυξόρροα,
ταῦτα μὲν ῥήϊστα διάγει προϊούσης τῆς ἡλικίης.
Ἐνταῦθα γὰρ ἀφίει καὶ καθαίρεται τὸ φλέγμα, ὃ
ἐχρῆν ἐς τὸν μύτρην καθαρθῆναι. Καὶ τὰ οὕτω

καθαρθέντα, οὐκ ἐπίληπτα γίνεται ταύτῃ τῇ νούσῳ
ὡς ἐπιτοπουλύ. Ὁκόσα δὲ καθαρά ἐστι, καὶ μεθ'
ἕλκος μηδὲν, μήτε μύξα, μήτε σίαλον προέρχεται
μηδὲν, μήτε ἐν τῇσι μήτρῃσι πεποίηται τὴν κά-
θαρσιν, τοῖσι τοιούτοισιν ἐπικίνδυνόν ἐστιν ἁλί-
σκεσθαι ὑπὸ ταύτης τῆς νούσου. Ἢν δὲ ἐπὶ τὴν
καρδίην ποιήσηται ὁ κατάρρους τὴν πορείην, παλ-
μὸς ἐπιλαμβάνει καὶ ἄσθματα, καὶ τὰ στήθεα
διαφθείρεται, ἔνιοι δὲ καὶ κυφοὶ γίνονται. Ὁκόταν
γὰρ ἐπικατέλθῃ τὸ φλέγμα ψυχρὸν ἐπὶ τὸν πλεύμονα, ἢ ἐπὶ τὴν καρδίην, ἀποψύχεται τὸ αἷμα. Αἱ δὲ
φλέβες πρὸς βίην ψυχόμεναι πρὸς τῷ πλεύμονι καὶ
τῇ καρδίῃ πηδῶσι, καὶ ἡ καρδίη πάλλεται, ὥστε
ὑπὸ τῆς ἀνάγκης ταύτης τὰ ἄσθματα ἐπικίπτειν,
καὶ τὴν ὀρθοπνοίην. Οὐ γὰρ δέχεσθαι τὸ πνεῦμα
ἐθέλει, μέχρις ἂν κρατηθῇ ὑπὸ τοῦ φλέγματος τὸ
ἐπιρρυέν, καὶ διαθερμανθὲν διαχυθῇ ἐς τὰς φλέβας. Ἔπειτα παύεται τοῦ παλμοῦ καὶ τοῦ ἄσθμα-
τος. Παύεται δὲ, ὅκως ἂν τοῦ πλήθεος ἔχῃ. Ἢν
μὲν γὰρ πλέον ἐπικαταρρυῇ, σχολαίτερον· ἢν δὲ

dans la suite ; car l'humeur qui devait être
purgée dans l'utérus étant évacuée, la cause
du mal sera pour ainsi dire alors détruite.
Ceux au contraire dont la tête est nette,
qui n'ont eu ni éruptions quelconques, ni
salivation, ni flux de mucosités nasales,
ne s'étant point purgés auparavant dans
l'utérus, ont le plus à craindre l'épilepsie. Si la fluxion se porte vers le cœur, il
en résulte des palpitations et de l'oppression ; quelquefois même la poitrine se dé-
forme et l'épine du dos se courbe. Lorsque
l'excès d'humidité a gagné le cœur et le
poumon, les veines redoublent alors d'action, et leurs pulsations augmentent,
surtout vers le cœur : alors les palpitations et l'oppression sont extrêmes : on
ne respire plus que la tête droite, jusqu'à
ce que la fluxion soit dominée par la chaleur du sang, qui fond ce qui s'était
épaissi dans les veines et le dissémine
partout. Ensuite les palpitations et l'oppression diminuent, à raison de ce qui est
évacué, plus lentement si la fluxion est

plus grande, et plus promptement si elle
est plus petite. Si elle se renouvelle souvent, les accès sont alors plus fréquens ; et
plus rares, si le contraire a lieu. Voilà ce
qui arrive quand le cœur ou le poumon
sont affectés. Lorsque c'est le ventre qui
subit la fluxion, il y survient un relâche-
ment, et si l'humeur reflue dans les veines, ainsi que je l'ai dit, les malades deviennent muets, sont suffoqués, écument,
grincent des dents, ont des mouvemens con-
vulsifs des mains et des yeux ; sont privés
de la connaissance, et quelquefois rendent
involontairement leurs excrémens. C'est
ainsi que ces accidens leur arrivent, quand
c'est le côté droit ou gauche de la tête, qui
est affecté, ou quand ce sont tous les deux.

VIII. Je vais expliquer comment on
éprouve ces symptômes. On perd la parole, quand le reflux des esprits dans les
veines y arrête le souffle, qui n'est plus
admis dans le cerveau, ni dans les veines
confluentes, et les ventricules du cœur,

ἔλασσον, θᾶσσον. Καὶ, ἢν μὲν πυκνότεροι ἔωσιν
οἱ κατάῤῥοι, πυκνότερα ἐπίληπτος γίνεται· ἢν δὲ
μὴ, ἀραιότερα. Ταῦτα μὲν οὖν πάσχει, ἢν ἐπὶ τὸν
πλεύμονα καὶ τὴν καρδίην ἴῃ· ἢν δὲ ἐς τὴν κοιλίην,
διάῤῥοιαι λαμβάνουσιν. Ἢν δὲ τουτέων μὲν τῶν
ὁδῶν ἀποκλεισθῇ, ἐς δὲ τὰς φλέβας, ἃς προείρηκα,
τὸν κατάῤῥοον ποιήσηται, ἄφωνός τε γίνεται καὶ
πνίγεται, καὶ ἀφρὸς ἐκ τοῦ στόματος ἐκρέει, καὶ
οἱ ὀδόντες συνήρκασι, καὶ αἱ χεῖρες συσπῶνται,
καὶ τὰ ὄμματα διαστρέφονται, καὶ οὐδὲν φρονέου-
σιν· ἐνίοισι καὶ ὑποχωρέει ἡ κόπρος κάτω. Καὶ
ταῦτα γίνεται, ὁτὲ μὲν ἐς ἀριστερὰ, ὁτὲ δὲ ἐς τὰ
δεξιὰ, ὁτὲ δὲ ἐς ἀμφότερα.

ή. Ὅκως δὲ τούτων ἕκαστον πάσχει, ἐγὼ
φράσω. Ἄφωνος μέν ἐστιν, ὁκόταν ἐξαίφνης τὸ
πνεῦμα ἐπικατελθὸν ἐς τὰς φλέβας, ἀποκλείσῃ τὸν
ἀέρα, καὶ μὴ παραδέχηται, μήτε ἐς τὸν ἐγκέφαλον, μήτε ἐς τὰς φλέβας τὰς κοίλας, μήτε ἐς τὰς

κοιλίας· ἀλλ' ἐπιλάβῃ τὴν ἀναπνοήν. Ὅταν γὰρ
ἐπιλάβῃ ἄνθρωπος κατὰ τὸ στόμα καὶ τοὺς μυκτῆ-
ρας τὸ πνεῦμα, πρῶτον μὲν ἐς τὸν ἐγκέφαλον ἔρ-
χεται· ἔπειτα δὲ ἐς τὴν κοιλίην τὸ πλεῖστον μέρος,
τὸ δὲ ἐπὶ τὸν πλεύμονα, τὸ δὲ ἐπὶ τὰς φλέβας. Ἐκ
τουτέων δὲ σκίδναται ἐς τὰ λοιπὰ μέρεα κατὰ τας
φλέβας. Καὶ ὅσον ἐς μὲν τὴν κοιλίην, διαψύχει,
καὶ ἄλλο τι οὐδὲν ξυμβάλλεται. Τοῦτο δ' ἐς τὸν
πνεύμονα. Ὁ δὲ ἐς τὰς φλέβας ἀὴρ, ξυμβάλλεται
ἐς τὰς κοιλίας εἰσιὼν, καὶ ἐς τὸν ἐγκέφαλον. Καὶ
οὕτω τὴν φρόνησιν καὶ τὴν κίνησιν τοῖσι μέλεσι
παρέχει· ὥστε ἐπειδὰν ἀποκλεισθῶσιν αἱ φλέβες
τοῦ ἠέρος ὑπὸ τοῦ φλέγματος, καὶ μὴ παραδέχων-
ται, ἄφωνον καθιστᾶσι καὶ ἄφρονα τὸν ἄνθρωπον.
Αἱ δὲ χεῖρες ἀκρατέες γίνονται καὶ σπῶνται, τοῦ
αἵματος ἀτρεμίσαντος καὶ μὴ διαχεομένου, ὥσπερ
εἰώθει. Καὶ οἱ ὀφθαλμοὶ διαστρέφονται, τῶν φλε-
βίων ἀποκλεισμένων τοῦ ἠέρος, καὶ σφίγγονται.

tandis qu'il est concentré dans la respiration. L'air, attiré d'abord par le nez
et la bouche, se communique au cerveau
et au ventre; une partie va droit au poumon, et l'autre se répand dans les veines.
Le reste se distribue de même dans les
diverses parties du corps. Celui qui va au
ventre le rafraîchit, et n'est propre qu'à
cela; il en est de même pour le poumon.
Mais l'air vital, qui pénètre directement
dans le cerveau et les ventricules, sert à
donner l'aptitude et le mouvement aux
membres; c'est pourquoi son entière expulsion des veines, par l'humeur pituitaire
très-épaisse, prive l'homme de la parole
et de la raison. Les mains sont frappées de
convulsion et de faiblesse, tandis que le
sang en stagnation ne suit plus son cours
ordinaire; les yeux sont en convulsion par
le défaut d'air dans les veines. C'est ainsi
que l'écume sort de la bouche et du poumon, parce que l'air n'y peut plus pénétrer; alors l'agitation est à son comble, et
les malades écument comme ceux qui pé-

rissent suffoqués. Les excrémens sont expulsés par la violence du mal. La suffocation vient aussi de ce que le foie et l'estomac refoulent le diaphragme en haut; en même temps que le passage de l'air par la gorge est fermé. Toutefois il fait effort pour pénétrer dans la bouche, mais il ne peut y entrer comme auparavant; alors l'agitation des pieds est produite, parce que les esprits vitaux sont arrêtés dans les membres; ils vont et viennent en haut et en bas avec le sang, et occasionent ainsi des douleurs et des convulsions jusque dans les pieds. Ceci a lieu quand le sang est refroidi par la pituite, car elle tend à l'épaissir et à le figer; et si la fluxion est très-forte, la mort a lieu subitement; car la pituite, froide par sa nature, arrête le sang et le fige. Si la fluxion est moindre, la respiration est seulement embarrassée; mais après que le sang est parvenu à dissiper, par sa chaleur, cet excès de froid et d'épaississement produits par l'humeur pituitaire, les veines reçoivent de nouveau

Ἀφρὸς δὲ ἐκ τοῦ στόματος προέρχεται ἐκ τοῦ πνεύ-
μονος. Ὅταν γὰρ τὸ πνεῦμα μὴ εἰσίῃ ἐς ἑωϋτὸν,
ἀφρέει καὶ ἀναβλύει, ὥσπερ ἀποθνήσκων. Ἡ δὲ
κόπρος ὑπέρχεται ὑπὸ βίης πνιγομένου. Πνίγεται
δὲ τοῦ ἥπατος καὶ τῆς κοιλίης ἄνω πρὸς τὰς φρέ-
νας προσπεπτωκότων, καὶ τοῦ στομάχου τῆς γα-
στρὸς ἀπειλημμένου. Προσπίπτει δὲ, ὁκόταν τὸ
πνεῦμα μὴ εἰσίῃ ἐς τὸ στόμα, ὅσον εἰώθει. Λα-
κτίζει δὲ τοῖσι ποσὶν, ὁκόταν ὁ ἠὴρ ἀποκλεισθῇ
ἐν τοῖσι μέλεσι, καὶ μὴ οἷός τε ἔῃ διεκδυῆναι ἔξω,
ὑπὸ τοῦ φλέγματος· ἀΐσσων διὰ τοῦ αἵματος ἄνω
καὶ κάτω, σπασμὸν ἐμποιέει καὶ ὀδύνην· διὸ λα-
κτίζει. Ταῦτα δὲ πάσχει πάντα, ὁκόταν τὸ φλέγμα
ψυχρὸν παραρρυῇ ἐς τὸ αἷμα θερμὸν ἐόν. Ἀποψύ-
χει γὰρ καὶ ἵστησι τὸ αἷμα. Κἢν μὲν τὸ ῥεῦμα
πουλὺ ἔῃ καὶ παχὺ, αὐτίκα ἀποκτείνει. Κρατέει
γὰρ τοῦ αἵματος τῷ ψύχει καὶ πήγνυσιν. Ἢν δὲ
ἔλασσον ἔῃ, τὸ μὲν παραυτίκα κρατέει, ἀποφρά-
ξαν τὴν ἀναπνοὴν, ἔπειτα τῷ χρόνῳ, ὁκόταν σκι-
δνασθῇ κατὰ τὰς φλέβας καὶ μιγῇ τῷ αἵματι πολλῷ

ἐόντι καὶ θερμῷ, ἢν κρατηθῇ, οὕτως ἐδέξαντο τὸν
ἠέρα αἱ φλέβες, καὶ ἐφρόνησαν.

θ'. Καὶ ὁκόσα μὲν παιδία σμικρὰ κατάληπτα
γίνεται τῇ νούσῳ ταύτῃ, τὰ πολλὰ ἀποθνήσκει,
ἢν πουλὺ τὸ ῥεῦμα ἐπιγένηται, καὶ νότιον ἔῃ. Τὰ
γὰρ φλέβια λεπτὰ ἐόντα οὐ δύναται παραδέχε-
σθαι τὸ φλέγμα ὑπὸ πάχεος καὶ πλήθεος, ἀλλ'
ἀποψύχεται καὶ πήγνυται τὸ αἷμα, καὶ οὕτως
ἀποθνήσκει. ἢν δὲ ὀλίγον ἐὸν ἐς ἀμφοτέρας τὰς
φλέβας τὸν κατάρροον ποιήσηται, ἢ ἐς τὰς ἐπὶ
θάτερα, περιγίνεται ἐπίσημα ἐόντα. Ἢ γὰρ στόμα
παρασπᾶται, ἢ ὀφθαλμὸς, ἢ αὐχὴν, ἢ χεὶρ, ὁκό-
θεν ἂν αὐτὸ τὸ φλέβιον, πληρωθὲν τοῦ φλέγματος
κρατηθῇ καὶ ἀπισχνανθῇ. Τούτῳ οὖν τῷ φλεβίῳ
ἀνάγκη ἀσθενέστερον εἶναι, καὶ ἐνδεέστερον τοῦτο
τοῦ σώματος τὸ βλαβέν. Ἐς δὲ τὸν πλείονα χρόνον
ἀφελέει ὡς ἐπιτοπολύ. Οὐ γὰρ ἔτι ἐπίληπτον γίνεται, ἢν ἅπαξ ἐπισημανθῇ, διὰ τόδε. Ὑπὸ τῆς
ἀνάγκης ταύτης αἱ φλέβες αἱ λοιπαὶ κακοῦνται,
καὶ μέρος τι συνισχναίνονται. Ὡς τὸν μὲν ἠέρα

l'air ou le souffle, et les malades recou-
vrent la parole et la connaissance.

ɪx. Quant aux enfans très-jeunes qui
tombent dans l'épilepsie, ils en meurent
ordinairement, quand la fluxion est considérable, et que les veines, à cause de leur
petitesse, ne peuvent recevoir l'humeur pituitaire trop épaisse et trop abondante ; le
sang en est refroidi et figé : ce qui cause la
mort. Mais si la fluxion est plus petite ,
soit qu'elle suive le cours des deux veines
ou d'une seulement, l'enfant survivra;
mais il lui restera des traces de convulsions, soit à la bouche, soit à l'œil, au
cou ou à la main , et partout où les veines ont été affaiblies. C'est ainsi que la
difformité se manifeste dans les parties
viciées. Quelquefois celle-ci se corrige
avec le temps; enfin, dès qu'on est stig-
matisé par la maladie, elle disparaît.
Mais il arrive aussi que la faiblese des veines s'est communiquée à d'autres parties,
de manière qu'elles sont amincies, et que

l'air n'y parvient qu'imparfaitement à raison de la pituite. C'est vraisemblablement
aussi la cause de la faiblesse des membres.

x. Quand les enfans sont formés, si la
fluxion est très-petite et si elle affecte le
côté droit, ils survivent exempts de traces
du mal; mais ils ont d'autant plus à craindre s'il se fortifie avec l'âge, à moins qu'on
ne lui oppose les remèdes convenables.
Voilà les effets de la maladie pour ce qui
concerne l'enfance et l'âge approchant.

Quant à ceux qui sont plus âgés, l'épilepsie ne les tue point, ni ne les rend difformes; leurs veines sont larges, creuses,
distendues par le sang, qui par sa chaleur
s'oppose à l'amas de pituite, et n'en peut
être refroidi, ni figé; au contraire il domine sur cette humeur et l'entraîne dans
sa progression, en sorte que les veines reçoivent de nouveau l'air ou le souffle par
lesquels les esprits reprennent leurs cours.
Les traces dont j'ai parlé n'ont pas lieu ici,
à cause de la force plus grande des organes.

Pour les vieillards, l'épilepsie les tue ou

δέχεσθαι, τὸν δὲ τοῦ φλέγματος κατάῤῥοον, μηκέτι ὁμοίως παραῤῥέειν. Ἀσθενέστερα μέν τοι ὁμοίως τὰ μέλεα εἰκὸς εἶναι, τῶν φλεβῶν κακωθεισῶν.

ί. Ὁκόσοισι δ' ἂν τελείοισί τε, καὶ πάνυ ὀλίγον παραῤῥυῇ, καὶ ἐς τὰ δεξιὰ, ἀσήμως περιγίγνονται. Κίνδυνος δὲ ξυντραφῆναι καὶ ξυναυξηθῆναι, ἢν μὴ θεραπευθῶσι τοῖσιν ἐπιτηδείοισι. Τοῖσι μὲν οὖν παιδίοισιν οὕτω γίνεται, ἢ ὅτι τούτων ἐγγυτάτω. Τοὺς δὲ πρεσβυτέρους οὐκ ἀποκτείνει, ὁκόταν ἐπιγένηται, οὐδὲ διαστρέφει. Λῖτε γὰρ φλέβες εἰσὶ κοῖλαι, καὶ αἵματος μεσταὶ θερμοῦ· διότι οὐδὲ δύναται ἐπικρατῆσαι τὸ φλέγμα, οὐδ' ἀποψύξαι τὸ αἷμα, ὥστε καὶ πῆξαι· ἀλλ' αὐτὸ κρατέεται καὶ καταμίγνυται τῷ αἵματι ταχέως· καὶ οὕτω παραδέχονται αἱ φλέβες τὸν ἠέρα, καὶ τὸ φρόνημα γίνεται. Τά τε σημήϊα τὰ προειρημένα, ἧσσον ἐπιλαμβάνει διὰ τὴν ἰσχύν. Τοῖσι δὲ πρεσβυτάτοισιν, ὁκόταν ἐπιγένηται τοῦτο τὸ νούσημα, διὰ τοῦτο ἀποκτείνει, ἢ παράπληκτον ποιέει, ὅτι αἱ φλέβες

κεκένωνται, καὶ τὸ αἷμα ὀλίγον τέ ἐστι, καὶ λεπτὸν, καὶ ὑδαρές. Ἢν μὲν οὖν πουλὺ καταῤῥυῇ καὶ
χειμῶνος ᾖ καιρὸς, ἀποκτείνει. Ἀπέπνιξε γὰρ τὰς
ἀναπνοὰς, καὶ ἀπέπηξε τὸ αἷμα, ἢν ἐπ' ἀμφότερα
ὁ κατάῤῥοος γένηται. Ἢν ἐπὶ θάτερα, μοῦνον παράπληκτον ποιέει. Οὐ γὰρ δύναται τὸ αἷμα ἐπικρατῆσαι τοῦ φλέγματος, λεπτὸν ἐὸν καὶ ψυχρὸν καὶ
ὀλίγον, ἀλλ' αὐτὸ κρατηθὲν ἐπάγη. Ὥστε ἀκρατέ,
εἶναι ἐκεῖνα, καθ' ἃ τὸ αἷμα διεφθαρῇ· ἐς δὲ τὰ
δεξιὰ μᾶλλον καταῤῥέει, ἢ ἐς τὰ ἀριστερὰ, ὅτι αἱ
φλέβες εἰσὶ κοιλότεραι καὶ πλείονες, ἢ ἐν τοῖσιν
ἀριστεροῖσι. Ἀπὸ γὰρ τοῦ ἥπατος τείνουσι, καὶ
ἀπὸ τοῦ σπληνός.

ιά. Ἐπικαταῤῥέει δὲ καὶ ἀποτήκεται, τοῖσι μὲν
παιδίοισι, μάλιστα, οἷσι δ' ἂν διαθερμανθῇ ἡ κεφαλὴ, ἤν τε ὑπὸ ἡλίου, ἤν τε ὑπὸ πυρὸς, ἤν τε
ἐξαπίνης φρίξῃ ὁ ἐγκέφαλος, καὶ τότε ἀποκρίνεται
τὸ φλέγμα. Ἀποτήκεται μὲν γὰρ ἐκ τῆς θέρμης, καὶ
διαχύσιος τοῦ ἐγκεφάλου. Ἀποκρίνεται δὲ ἀπὸ τῆς
ψύξιός τε καὶ ξυστάσιος, καὶ οὕτως ἐπικαταῤῥέει·
Τοῖσι μὲν αὕτη ἡ πρόφασις γίνεται. Τοῖσι δὲ καὶ

les rend paralytiques, parce qu'ils ont les veines presque vides; leur sang est appauvri, dissous et aqueux. Si donc la fluxion est forte et les frappe en hiver, elle leur devient mortelle; car la respiration est subitement arrêtée et le sang figé, lorsque la fluxion se jette à la fois sur les deux côtés; ou bien il y a paralysie, si un seul est affecté. Le sang dissous et refroidi ne peut que l'être d'avantage par la pituite, qui finit par le figer en quelque sorte, de manière à paralyser les membres ou les parties où le sang s'est arrêté et décomposé. La fluxion est plus forte du côté droit que du côté gauche, parce que le diamètre des veines est plus considérable du côté du foie que du côté de la rate.

XI. Les enfans sont sujets à ces fluxions, particulièrement quand ils se sont exposés au soleil ou au feu, et que le cerveau a été saisi subitement par le froid : l'humeur pituiteuse distille aussitôt; la chaleur l'ayant mise en mouvement, le froid la rassemble et la force de fluer. C'est ici la cause de la fluxion : ainsi quelquefois au vent du nord succède brusquement le vent du midi , qui relâche et débilite le cerveau , d'abord resserré par le froid ; c'est alors que la pituite distille subitement et produit une fluxion. D'autres fois cela a lieu par une frayeur subite , par des cris inattendus ou des pleurs excessifs , qui suspendent tout à coup la respiration , comme cela arrive souvent aux enfans très-jeunes.

XII. L'hiver est très-pernicieux aux vieillards , particulièrement quand ceux-ci , après s'être bien chauffés au feu , tant le cerveau que la tête , se sont exposés au froid et qu'ils en ont été saisis subitement, ou bien quand d'un lieu froid et découvert ils sont rentrés dans un lieu chaud , ou se sont assis auprès d'un grand feu ; car c'est ainsi que la maladie se déclare par les causes précitées. Le même danger est à craindre au printemps , quand la tête a été échauffée par le soleil. Mais ceci n'a pas

ἐπειδὰν ἐξαπίνης μετὰ βόρεια πνεύματα νότος με—
ταβάλῃ, ξυνεστηκότα τὸν ἐγκέφαλον καὶ ἀσθε-
νέοντα ἔλυσε καὶ ἐχάλασεν ἐξαίφνης, ὥστε πλημ-
μυρεῖν τὸ φλέγμα, καὶ οὕτω τὸν κατάῤῥοον ποιέε-
ται. Ἐπικαταῤῥέει δὲ ἐξ ἀδήλου φόβου γινομέ-
νου, ἢν δείσῃ μὲν ἢ βοήσαντός τινος, ἢ καὶ
μεταξὺ κλαίων, μὴ οἷός τε ἔῃ τὸ πνεῦμα ταχέως
ἀναλαβεῖν· οἷα γίνεται παιδίοισι πολλάκις. Ὅ,τι
ἂν τούτων αὐτῷ γίνεται, εὐθὺς ἔφριξε τὸ σῶμα,
καὶ ἄφωνος γενόμενος τὸ πνεῦμα οὐχ εἴλκυσεν·
ἀλλὰ τὸ πνεῦμα ἠρέμισε, καὶ ὁ ἐγκέφαλος ξυνέ-
στη, καὶ τὸ αἷμα ἔστη, καὶ οὕτως ἀπεκρίθη καὶ
ἐπικατεῤῥύει τὸ φλέγμα. Τοῖσι μὲν παιδίοισιν,
αὗται αἱ προφάσιες τῆς ἐπιλήψιός εἰσι τὴν ἀρχήν.

ιβ′. Τοῖσι δὲ πρεσβύτῃσι χειμὼν πολεμιώτατός
ἐστιν. Ὅταν γὰρ παρὰ πυρὶ πολλῷ διαθερμανθῇ
τὴν κεφαλὴν καὶ τὸν ἐγκέφαλον, ἔπειτα ἐν ψύχει
γένηται, καὶ ῥιγώσῃ, καὶ ἐκ ψύχεος ἐς ἀλέην ἔλθῃ
καὶ παρὰ πῦρ καθίσῃ, ταὐτὸ τοῦτο πάσχει. Καὶ
οὕτως ἐπίληπτος γίνεται κατὰ τὰ προειρημένα.
Κίνδυνος δὲ πουλὺς καὶ ἦρος παθέειν ταὐτὸ τοῦτο,

ἢν ἡλιωθῇ ἡ κεφαλή. Τοῦ δὲ θέρεος, ἥκιστα. Οὐ γὰρ γίνονται μεταβολαὶ ἐξαπιναῖοι.

ιγ'. Ὁκόταν δὲ εἴκοσιν ἔτεα παρέλθῃ, οὐκ ἔτι ἡ νοῦσος αὕτη ἐπιλαμβάνει, ἢν μὴ ἐκ παιδίου σύντροφος ἔῃ, ἀλλ' ἢ ὀλίγους, ἢ οὐδένα. Αἱ γὰρ φλέβες μεσταί εἰσιν αἵματος, καὶ ὁ ἐγκέφαλος συνέστηκε, καὶ ἔστι στρυφνός, ὥστε οὐκ ἐπικαταρρέει ἐπὶ τὰς φλέβας. Ἢν δ' ἐπικαταρρύῃ, τοῦ αἵματος οὐκ ἐπικρατέει, πολλοῦ καὶ θερμοῦ ἐόντος. Ἢ δὲ ἀπὸ παιδίου συνηύξηται καὶ συνέτροφεν, ἔθος πεποίηκεν ἐν τῇσι μεταβολῇσι τῶν πνευμάτων τοῦτο πάσχειν, καὶ ἐπίληπτον ὡς τὰ πολλὰ γίνεσθαι, καὶ μάλιστα ἐν τοῖσι νοτίοισιν. Ἥτε ἀπάλλαξις χαλεπὴ γίνεται. Ὁ γὰρ ἐγκέφαλος ὑγρότερος γίνεται τῆς φύσιος, καὶ πλημμυρεῖ ὑπὸ τοῦ φλέγματος, ὥστε τοὺς μὲν καταρρόους, πυκνοτέρους γίνεσθαι, ἐκκριθῆναι δὲ μηκέτι οἷόν τε εἶναι τὸ φλέγμα, μηδὲ ἀναξηρανθῆναι τὸν ἐγκέφαλον, ἀλλὰ διαβρέχεσθαι, καὶ εἶναι ὑγρόν. Γνοίη δ' ἄν τις τόδε μάλιστα τοῖσι προβάτοισι, τοῖσι καταλήπτοισι γινομένοισιν ὑπὸ

lieu de même en été, par le peu de changemens de la température.

XIII. Quand on est âgé au delà de vingt ans, on n'est plus atteint de l'épilepsie, ou ce n'est que très-rarement, si l'on n'en était attaqué dès l'enfance ; parce qu'alors les veines sont pleines de sang , le cerveau est compact et ferme ; en sorte que la pituite ne surcharge plus les veines; si d'ailleurs elle se manifestait, elle serait détruite aussitôt par la chaleur du sang. Mais lorsque l'on a commencé à y être sujet dans l'enfance, et que le mal s'est fortifié avec l'âge, il suffit souvent des changemens de température ou des vents pour qu'il se renouvelle, particulièrement dans une constitution humide et australe ; et alors on s'en débarrasse difficilement, car le cerveau est beaucoup plus humide que dans l'état naturel ; de sorte que la fréquence des fluxions dont il est le siége s'oppose à l'entière séparation de l'humeur aqueuse ou pituiteuse. Cette surabondance d'humidité imbibe le cerveau. On s'en con-

vaincra par ce qui arrive aux brebis et particulièrement aux chèvres qui sont très-
sujettes à l'épilepsie. Si on leur ouvre la
tête, on leur trouve alors le cerveau
très-humide et infiltré d'une eau fétide.
On peut reconnaître ainsi que ce n'est
point Dieu qui afflige le corps, mais que
c'est la maladie; car il en est de même
pour les hommes. Quand elle a fait des
progrès avec l'âge, il n'est plus possible
de la guérir, parce que le cerveau est
rongé par la pituite et comme fondu.
Ainsi ce qui s'amasse d'abord se convertit
en eau, et finit par envahir et environner le
cerveau. C'est pourquoi les accès sont si
fréquens et si faciles; cependant quand
la maladie est ancienne, ce qui s'est fondu
dans les veines et qui a été atténué par la
chaleur et par le sang, est enfin dissipé, et
il n'en reste aucune trace.

XIV. Les épileptiques connaissent quand
leur accès doit les prendre; il fuient alors
les hommes, ils se retirent dans leur mai-
son, si elle est proche, ou dans un lieu so-

τῆς νούσου ταύτης, καὶ μάλιστα τῇσιν αἰξίν.
Λῦται γὰρ πυκνότατα λαμβάνονται. Ἢν διακόψῃς
τὴν κεφαλὴν, εὑρήσεις τὸν ἐγκέφαλον ὑγρὸν ἐόντα,
καὶ ἱδρῶτος περίπλεων, καὶ κακὸν ὄζοντα. Καὶ ἐν
τούτῳ δηλονότι γνώσῃ, ὅτι οὐχ ὁ Θεὸς τὸ σῶμα
λυμαίνεται, ἀλλ' ἡ νοῦσος. Οὕτω δ' ἔχει καὶ τῷ
ἀνθρώπῳ. Ὁκόταν γὰρ ὁ χρόνος γένηται τῇ νούσῳ,
οὐκ ἔτι ἰήσιμος γίνεται. Διεσθίεται γὰρ ὁ ἐγκέφαλος ὑπὸ τοῦ φλέγματος καὶ τήκεται. Τὸ δὲ ἀποτη-
κόμενον ὕδωρ γίνεται, καὶ περιέχει τὸν ἐγκέφαλον
ἐκτὸς καὶ περικλύζει. Καὶ διὰ τοῦτο πυκνότερον
ἐπίληπτοι γίνονται καὶ ῥᾷον. Διὸ δὴ πουλυχρόνιος
ἡ νοῦσος, ὅτι τὸ ἐπιῤῥέον λεπτόν ἐστιν ὑπὸ πο-
λυπληθίης, καὶ εὐθὺς κρατέεται ὑπὸ τοῦ αἵματος
καὶ διαθερμαίνεται.

ιδ'. Ὁκόσοι δὲ ἤδη ἐθάδες εἰσὶ τῇ νούσῳ, προ-
γινώσκουσιν ὁκόταν μέλλωσι λήψεσθαι, καὶ φεύ-
γουσιν ἐκ τῶν ἀνθρώπων· ἢν μὲν ἐγγὺς αὐτῶν ὁ

4*

οἶκος ἔῃ, οἴκαδε· ἢν δὲ μὴ, ἐς τὸ ἐρημότατον· ὅπη
μέλλουσιν ὄψεσθαι αὐτὸν ἐλάχιστοι πεσόντα,
εὐθύς τε ἐγκαλύπτεται. Τοῦτο δὲ ποιέει ὑπ᾽ αἰ-
σχύνης τοῦ πάθεος, καὶ οὐχ ὑπὸ φόβου, ὡς οἱ
πολλοὶ νομίζουσι, τοῦ δαιμονίου. Τὰ δὲ παιδάρια
τὸ μὲν πρῶτον πίπτουσιν, ὅπη ἂν τύχωσιν, ὑπὸ
ἀηθίης· ὅταν δὲ πλεονάκις κατάληπτοι γίνωνται,
ἐπειδὰν προαίσθωνται, φεύγουσι παρὰ τὰς μητέ-
ρας, ἢ παρὰ ἄλλον, ὅν τινα μάλιστα γινώσκουσιν,
ὑπὸ δέους καὶ φόβου τῆς πάθης. Τὸ γὰρ αἰσχύνε-
σθαι παῖδες ὄντες οὔπω γινώσκουσιν.

ιέ. Ἐν δὲ τῇσι μεταβολῇσι τῶν πνευμάτων διὰ
τάδε φημὶ ἐπιλήπτους γίνεσθαι, καὶ μάλιστα τοῖσι
νοτίοισιν, ἔπειτα καὶ τοῖσι βορείοισιν, ἔπειτα
καὶ τοῖσι λοιποῖσι πνεύμασι. Ταῦτα δέ ἐστιν,
ὅσα τῶν πνευμάτων ἰσχυρότατά ἐστιν, καὶ ἀλλήλοισιν ἐναντιώτατα κατὰ τὴν στάσιν καὶ κατὰ
τὴν δύναμιν. Ὁ μὲν γὰρ βορέης ξυνίστησι τὸν
ἠέρα, καὶ τὸ θολερόν τε καὶ τὸ νεφῶδες ἐκκρίνει,
καὶ λαμπρότερον καὶ διαφανέα ποιέει. Κατὰ δὲ τὸν

litaire, afin qu'on ne les voie pas tomber, et ils se voilent aussitôt. Ils le font par l'horreur que leur inspire cette affection, et non, comme on le croit vulgairement, par la crainte du démon. En effet les petits enfans tombent d'abord partout où il se trouvent, par défaut d'habitude ; ensuite après plusieurs accès, dès le premier pressentiment, ils courent vers leur mère ou vers la personne qu'ils connaissent le plus, n'ayant aucun motif de honte, ni de crainte de cette affection ; car les enfans ne savent encore ce que c'est que rougir.

xv. Je dis ensuite que les attaques se renouvellent fréquemment lors des changemens de vents, principalement quand celui du midi souffle, ensuite celui du nord, puis les autres. Ces vents sont les plus forts et les plus opposés entre eux, tant dans leurs effets que dans leur direction.

Le vent du nord condense l'air, et lui enlève ce qu'il a de brumeux et d'impur; il le rend clair et serein ; il produit auss

d'autres effets sur ce qui participe de la
mer et des autres eaux ; il en purifie ce
qu'il y a d'humide et de nébuleux ; il produit le même effet sur les hommes. De là
vient que, parmi les vents, c'est le plus
salubre. Le vent du midi opère des effets
tout contraires. Il commence d'abord par
liquéfier l'air et le dissoudre : c'est pourquoi il ne souffle d'abord que faiblement ;
parce qu'il n'a point encore le ressort nécessaire pour vaincre la densité de l'air qui
lui résiste, jusqu'à ce qu'il l'ait dissous
lentement. Il agit de même sur la terre,
sur l'air, sur les rivières, les fontaines,
les puits et sur tout ce qui contient naturellement de l'humidité. Or, certains
corps en ont plus, d'autres moins. Mais
tous généralement se ressentent de cet
effet du vent du midi ; il ternit toutes les
choses luisantes ; elles deviennent chaudes
et humides, de froides et sèches qu'elles
étaient. Les vases qui sont à terre dans les
maisons, contenant du vin et autres liquides,
n'en sont pas exempts. Ce qu'ils enferment

αὐτὸν τρόπον καὶ τᾶλλα πάντα τὰ ἐκ τῆς Θαλάσσης
ἀρξάμενα, καὶ τῶν ἄλλων ὑδάτων. Ἐκκρίνει γὰρ
ἐξ ἁπάντων τὴν νοτίδα καὶ τὸ δνοφερὸν, καὶ ἐξ
αὐτῶν τῶν ἀνθρώπων· διὸ καὶ ὑγιεινότατός ἐστι
τῶν ἀνέμων. Ὁ δὲ νότος, τἀναντία τούτῳ ἐργάζεται. Πρῶτον μὲν γὰρ ἄρχεται τὸν ἠέρα ξυνεστεῶτα
τήκειν καὶ διαχέειν. Καθότι καὶ οὐκ εὐθὺς πνέει
μέγας, ἀλλὰ λαγκνίζει πρῶτον, ὅτι οὐ δύναται
ἐπικρατῆσαι τοῦ ἠέρος αὐτίκα, τοῦ πρόσθεν πυ-
κνοῦ τε ἐόντος, καὶ ξυνεστηκότος, ἀλλὰ τῷ χρόνῳ
διαλύει. Τὸ δ᾽ αὐτὸ τοῦτο καὶ τὴν γῆν ἐργάζεται,
καὶ τὴν Θάλασσαν, καὶ τοὺς ποταμοὺς, καὶ τὰς
κρήνας, καὶ τὰ φρέατα, καὶ ὅσα φύεται, καὶ ἐν
οἷσιν ὑγρὸν ἔνεστιν. Ἔστι δὲ ἐν παντί· ἐν μὲν τῷ
πλέον, ἐν δὲ τῷ ἔλασσον. Ἅπαντα γὰρ ταῦτα, αἰσθάνεται τοῦ πνεύματος τούτου, καὶ ἔκ τε λαμ-
πρῶν δνοφερώδεα γίνεναι, ἔκ τε ψυχρῶν θερμὰ, καὶ
ἐκ ξηρῶν νοτιώδεα. Ὁκόσα τε ἐν οἰκήμασι κεράμια
κατὰ γῆς ἐστι μετὰ οἴνου ἢ ἄλλού τινος ὑγροῦ,
πάντα ταῦτα αἰσθάνεται τοῦ νότου, καὶ διαλλάσ-

σει τὴν μορφὴν ἐς ἕτερον εἶδος. Τὸν δὲ ἥλιον καὶ
τὴν σελήνην καὶ τὰ ἄστρα, πουλὺ ἀμβλυωπότερα
καθίστησι τῆς φύσιος. Ὅτε οὖν καὶ τούτων οὕτω
μεγάλων ἐόντων καὶ ἰσχυρῶν τοσοῦτον ἐπικρατέει,
καὶ τὸ σῶμα ποιέει αἰσθάνεσθαι, καὶ μεταβάλλειν
ἐκ τῶν ἀνέμων τούτων ἐν τῇσι μεταβολῇσιν, ἀνάγκη τοῖσι μὲν νοτίοισι λύεσθαί τε καὶ φλυδᾷν τὸν
ἐγκέφαλον, καὶ τὰς φλέβας χαλαρωτέρας εἶναι,
τοῖσι δὲ βορείοισι ξυνίστασθαι τὸ ὑγιηρότατον τοῦ
ἐγκεφάλου, τὸ δὲ νοσερώτατον καὶ ὑγρότατον, ἐκ-
κρίνεσθαι καὶ περικλύζειν ἔξωθεν. Καὶ οὕτω τοὺς
καταρρόους ἐπιγίνεσθαι ἐν τῇσι μεταβολῇσι τῶν
πνευμάτων τούτων. Οὕτως ἡ νοῦσος αὕτη γίνεται καὶ θάλλει ἀπὸ τῶν προσιόντων τε καὶ ἀπιόντων. Καὶ οὐδέν ἐστιν ἀπορωτέρη τῶν ἄλλων, οὔτε
ἰῆσθαι, οὔτε γνῶναι, οὔτε θειοτέρη, ἢ ὡς αἱ
ἄλλαι.

ιζ΄. Εἰδέναι δὲ χρὴ ἀνθρώπους, ὅτι ἐξ οὐδενὸς
ἡμῖν αἱ ἡδοναὶ γίνονται, καὶ αἱ εὐφροσύναι, καὶ
γέλωτες, καὶ παιδιαὶ, ἢ ἐντεῦθεν· καὶ λῦπαι, καὶ

est dénaturé; les qualités en sont changées.
Il agit sur le soleil, même sur la lune et
sur les autres astres, dont la clarté devient
plus faible. Puis donc que les vents dominent des êtres si grands et si forts, et
puisque dans leurs changemens ils se font
sentir à notre corps, il faut nécessairement
aussi que le vent du midi affaiblisse le cerveau et qu'il l'humecte en relâchant ses
veines; que le vent du nord au contraire
fortifie ce que le cerveau a de plus sain,
qu'il en sépare ce qu'il a de plus aqueux,
en le purgeant au dehors. C'est ainsi que
se forment les flux de pituite, lorsque ces
vents changent. Telle est aussi la cause de
l'épilepsie et de sa fréquence, quand les
vents du nord et du midi viennent ou se
retirent; elle n'est ni plus impénétrable,
ni moins curable que les autres maladies,
ni elle n'a rien de plus divin.

XVI. Il faut savoir que les hommes n'ont
intérieurement de la joie, du plaisir, de
la gaieté, de la prudence, que par le cerveau; que les peines, les chagrins, les

pleurs, la perte de raison s'y rapportent aussi; que nous lui devons l'intelligence, la sagesse, la vue, l'ouïe, la prudence, la connaissance de ce qui est bon ou mauvais, de ce qui est agréable ou désagréable; il nous apprend à juger de tout, suivant l'occasion; car les mêmes choses ne nous plaisent pas toujours. C'est par le cerveau que nous tombons dans la manie, que nous sommes affectés de la peur, la nuit, le jour; que nous viennent les rêves, les erreurs de toute espèce, les soucis, les soins déplacés, et que nous commettons des méprises sur les choses présentes par le manque d'habitude et le défaut d'expérience. Nous éprouvons ces divers états, suivant que le cerveau se trouve sain ou malade, et qu'il est naturellement plus échauffé ou plus refroidi; plus sec ou plus humide, ou qu'il souffre quelque affection contre nature.

La manie vient d'une surabondance d'humidité du cerveau. Il doit alors nécessairement s'agiter. Or l'agitation du

ἀνίαι, καὶ δυσφροσύναι, καὶ κλαυθμοί· καὶ τούτω
φρονεῦμεν μάλιστα καὶ νοεῦμεν, καὶ βλέπομεν,
καὶ ἀκούομεν, καὶ γινώσκομεν τά τε αἰσχρὰ καὶ τὰ
καλὰ, καὶ τὰ κακὰ καὶ ἀγαθὰ, καὶ ἡδέα καὶ ἀη-
δέα· τὰ μὲν νόμῳ διακρίνοντες, τὰ δὲ τῷ συμφέ-
ροντι αἰσθανόμενοι, τῷ δὲ τὰς ἡδονὰς καὶ τὰς
ἀηδίας τοῖσι καιροῖσι διαγινώσκοντες· καὶ οὐ
ταὐτὰ ἀρέσκει ἡμῖν. Τῷ δὲ αὐτῷ τούτῳ καὶ μαινόμεθα καὶ παραφρονέομεν, καὶ δείματα καὶ φόβοι
παρίστανται ἡμῖν, τὰ μὲν νύκτωρ, τὰ δὲ μεθ᾽
ἡμέρην· καὶ ἐνύπνια καὶ πλάνοι ἄκαιροι, καὶ
φροντίδες οὐχ ἱκνούμεναι, καὶ ἀγνωσίη τῶν κα-
θεστεώτων, καὶ ἀηθίη, καὶ ἀπειρίη. Καὶ ταῦτα
πάσχομεν ἀπὸ τοῦ ἐγκεφάλου πάντα, ὅταν οὗτος
μὴ ὑγιαίνῃ, ἀλλ᾽ ἢ θερμότερος τῆς φύσιος γένηται,
ἢ ψυχρότερος, ἢ ὑγρότερος, ἢ ξηρότερος, ἤ τι
ἄλλο πεπόνθῃ πάθος παρὰ τὴν φύσιν, ὃ μὴ εἰώθη.
Καὶ μαινόμεθα μὲν ὑπὸ ὑγρότητος. Ὁκόταν γὰρ
ὑγρότερος τῆς φύσιος ἔῃ, ἀνάγκη κινέεσθαι. Κι-
νευμένου δὲ τοῦ πάθεος, μήτε τὴν ὄψιν ἀτρεμί-

ζειν, μήτε τὴν ἀκοὴν, ἀλλ' ἄλλοτε ἄλλο ὁρᾷν καὶ
ἀκούειν, τήν τε γλῶσσαν τοιαῦτα διαλέγεσθαι, οἷα
ἂν βλέπῃ τέ καὶ ἀκούῃ ἑκάστοτε. Ὁκόσον δ' ἂν
ἀτρεμήσῃ ὁ ἐγκέφαλος χρόνον, τοσοῦτον καὶ φρο-
νέει ὁ ἄνθρωπος. Γίνεται δὲ ἡ διαφθορὴ τοῦ ἐγκεφάλου ὑπὸ φλέγματος καὶ χολῆς. Γνώσῃ δὲ ἑκά-
τερα ὧδε. Οἱ μὲν γὰρ ὑπὸ τοῦ φλέγματος μαινό-
μενοι, ἥσυχοί τέ εἰσι, καὶ οὐ βοηταὶ, οὐδὲ θορυ-
βώδεες· οἱ δὲ ὑπὸ χολῆς, κεκράκται καὶ κακοῦργοι,
καὶ οὐκ ἀτρεμαῖοι, [ἀλλ'] αἰεί τι ἄκαιρον δρῶν-
τες. Ἢν μὲν οὖν ξυνεχέως μαίνωνται, αὗται αὐ-
ταῖς αἱ προφάσιές εἰσιν. Ἢν δὲ δείματα καὶ φόβοι
παριστῶνται, ὑπὸ μεταστάσιος τοῦ ἐγκεφάλου.
Μεθίσταται δὲ θερμαινόμενος. Θερμαίνεται δὲ ὑπὸ
τῆς χολῆς, ὁκόταν ὁρμήσῃ ἐπὶ τὸν ἐγκέφαλον κατὰ
τὰς φλέβας τὰς αἱματίτιδας ἐκ τοῦ σώματος. Καὶ
φόβος παρέστηκε, μέχρις ἀπέλθῃ πάλιν ἐπὶ τὰς
φλέβας καὶ τὸ σῶμα· ἔπειτα πέπαυται. Ἀνεῖται δὲ
καὶ ἀσᾶται παρὰ καιρὸν, ψυχομένου τοῦ ἐγκεφάλου, καὶ ξυνισταμένου παρὰ τὸ ἔθος. Τοῦτο δὲ

cerveau fait que la vue et l'ouïe ne sont
pas assurées ; l'on voit et l'on entend une
chose pour l'autre, et la langue articule les
sons, suivant les illusions de ces deux sens.
Lorsque le cerveau reste calme, on raisonne avec sagesse. Il peut être vicié ou
par la pituite ou par la bile. On reconnaît que c'est l'une ou l'autre, ainsi qu'il
suit : quand la manie ou le délire sont pro-
diuts par la pituite, les malades sont tran-
quiles, ils ne crient point et ne causent
pas de trouble ; lorsque c'est par la bile,
ils sont emportés et comme possédés,
toujours en mouvement. et faisant tout
à contre-temps.

Ce sont là les causes de la manie et du
délire sans intermission. Si la peur et les
frayeurs s'y joignent, c'est à raison des
changemens produits sur le cerveau
échauffé par la bile, lorsqu'elle est portée
vers cet organe par les veines sanguines
de tout le corps. Les frayeurs continuent
jusqu'à ce que la bile s'en retourne par
les veines. On éprouve de la tristesse et

des inquiétudes, quand le cerveau est refroidi ou resserré plus qu'à l'ordinaire :
ceci a lieu par la pituite. L'oubli en est
aussi un symptôme. Les cris et les voci-
férations surviennent la nuit, quand le
cerveau est enflammé, comme cela a lieu
par la bile ; car il n'en est pas de même
par la pituite. La chaleur du cerveau n'est
excessive que parce que le sang s'y porte
en grande quantité et y fermente, et elle
ne cesse que lorsqu'il redescend par les
veines précitées. Lorsqu'on est poursuivi
de songes horribles dans le sommeil, ou
si cela arrive dans la veille, alors le visage
est enflammé, les yeux sont rouges, l'esprit paraît méditer de funestes pensées,
même lorsque l'on dort, et ce n'est qu'au
réveil et après le retour de la raison, que le
sang rentrant dans les veines précitées,
tout alors devient calme.

XVII. Je pense ainsi que le cerveau a le
plus grand pouvoir sur l'homme ; car tandis qu'il est sain, il est l'interprète des
phénomènes de l'air ; c'est de la substance

ὑπὸ φλέγματος πάσχει. Ὑπ᾿ αὐτοῦ τοῦ πάθεος
καὶ ἐπιλήθεται, καὶ νύκτωρ βοᾷ καὶ κέκραγεν,
ὁκόταν ἐξαπίνης ὁ ἐγκέπαλος διαθερμαίνεται. Τοῦτο
δὲ πάσχουσιν οἱ χολώδεες. Οἱ φλεγματώδεες δὲ
[οὔ]· οὐ [γὰρ] διαθερμαίνονται. Ἐπὴν δὲ τὸ αἷμα
ἐπέλθῃ πουλὺ ἐπὶ τὸν ἐγκέφαλον καὶ ἐπιζέσῃ, ἔρχεται κατὰ τὰς φλέβας πουλὺ τὰς προειρημένας,
ὁκόταν τυγχάνῃ ὁρέων ὁ ἄνθρωπος ἐνύπνιον φοβε-
ρὸν, καὶ ἐν τῷ φόβῳ ἔῃ. Ὥσπερ οὖν καὶ εἰ ἐγρη-
γόρει, τότε μᾶλλον τὸ πρόσωπον φλογιᾷ, καὶ οἱ
ὀφθαλμοὶ ἐρεύθονται, ὁκόταν φοβῆται, καὶ ἡ γνώμη
ἐπινοεῖ τι κακὸν ἐργάσασθαι, οὕτω καὶ ἐν τῷ
ὕπνῳ πάσχει. Ὁκόταν δὲ ἐπέγρηται, καὶ κατα-
φρονήσῃ, καὶ τὸ αἷμα πάλιν ἀποσκεδασθῇ ἐς τὰς
φλέβας τὰς προειρημένας, πέπαυται.

ιζ. Κατὰ ταῦτα νομίζω τὸν ἐγκέφαλον δύναμιν
πλείστην ἔχειν ἐν τῷ ἀνθρώπῳ. Οὗτος γάγ ἡμῖν
ἐστι τῶν ἀπὸ τοῦ ἠέρος γινομένων ἑρμηνεύς, ἢν

ὑγιαίνων τυγχάνῃ. Τὴν δὲ φρόνησιν αὐτῷ ὁ ἀὴρ
παρέχεται. Οἱ δὲ ὀφθαλμοὶ, καὶ τὰ οὔατα, καὶ ἡ
γλῶσσα, καὶ αἱ χεῖρες, καὶ οἱ πόδες, οἷα ἂν ὁ
ἐγκέφαλος γινώσκῃ, τοιαῦτα ὑπηρετοῦσι· γίνεται
δὲ παντὶ τῷ σώματι τῆς φρονήσιος, ὡς ἂν μετέχῃ
τοῦ ἠέρος. Ἐς δὲ τὴν σύνεσιν ὁ ἐγκέφαλός ἐστιν ὁ
διαγγέλλων. Ὁκόταν γὰρ σπάσῃ τὸ πνεῦμα ὁ ἄνθρωπος ἐς ἑωυτὸν, ἐς τὸν ἐγκέφαλον πρῶτον ἀφικνέεται, καὶ οὕτως ἐς τὸ λοιπὸν σῶμα σκίδναται
ὁ ἀὴρ, καταλελοιπὼς ἐν τῷ ἐγκεφάλῳ ἑωυτοῦ τὴν
ἀκμὴν, καὶ ὅ,τι ἂν ἔῃ φρόνιμόν τε καὶ γνώμην
ἔχον. Εἰ γὰρ ἐς τὸ σῶμα πρῶτον ἀφικνέεται, καὶ
ὕστερον ἐς τὸν ἐγκέφαλον, ἐν τῇσι σαρξὶ καὶ ἐν
τῇσι φλεψὶ καταλελοιπὼς τὴν διάγνωσιν, ἐς τὸν
ἐγκέφαλον ἂν ἴῃ θερμὸς ἔτι ἐὼν, καὶ οὐχὶ ἀκραι-
φνὴς, ἀλλ' ἐπιμεμιγμένος τῇ ἰκμάδι τῇ ἀπὸ τῶν
σαρκῶν καὶ τοῦ αἵματος, ὥστε μηκέτι εἶναι ἀκρι-
βής. Διότι φημὶ τὸν ἐγκέφαλον εἶναι τὸν ἑρμη-
νεύοντα τὴν ξύνεσιν.

ιή. Αἱ δὲ φρένες ἄλλως οὔνομα ἔχουσι τῇ τύχῃ
κεκτημένον, καὶ τῷ νόμῳ, τῷ δ' ἔργῳ οὐκ, οὐδὲ τῇ

éthérée , qu'il reçoit l'intelligence. Les yeux, les oreilles , la langue , les mains et les pieds le servent comme un maître ; et tandis qu'il communique librement avec l'air, tout le reste du corps participe à l'intelligence ; en un mot le cerveau est l'arbitre de la raison. Aussitôt que l'homme respire , il attire l'air par le nez et la bouche ; celui-ci va d'abord au cerveau et se distribue ensuite aux autres parties du corps , mais la substance éthérée est celle qui réside dans le cerveau ; c'est la source de l'intelligence. Si, en effet, l'air ne parvenait que le dernier au cerveau, après avoir laissé dans les veines et dans les chairs, ce qu'il a de plus subtil, qui sert à l'intelligence, ce ne serait plus un air pur , mais chaud et chargé des émanations des chairs et du sang. C'est pourquoi je dis que le cerveau est l'interprète de la sagesse.

XVIII. Quant au diaphragme, c'est fortuitement qu'on l'a nommé le siége de la prudence. Ce n'est pas en effet qu'il le soit naturellement ; car je ne lui connais aucune faculté de penser, ni de juger ; si ce n'est que, dans les occasions où l'on est saisi d'une grande joie ou d'une profonde tristesse, le diaphragme en éprouve des tressaillemens par défaut de forces, et parce que les autres parties du corps se trouvent trop tendues. Il n'a point de capacité pour percevoir le bien ou le mal ; en sorte qu'il en est troublé éagalement par la faiblesse de sa nature. Le diaphragme n'a pas plus de sentiment que les autres parties intérieures du corps, et c'est vainement qu'on lui a donné le nom qu'il porte, comme on a nommé oreilles des cavités du cœur, qui n'ont pas d'ouïe.

L'opinion de certains hommes est que nos pensées nous viennent du cœur, qu'il est le siége de la tristesse et des soucis. Toutefois il n'en est pas ainsi. Le cœur se serre comme le diaphragme et encore plus par les mêmes causes. Toutes les veines s'y rendent de tout le corps ; il a ainsi une connexion telle que si on éprouve de la

φύσει. Οὐδὲ οἶδα ἔγωγε, τινα δύναμιν ἔχουσιν αἱ
φρένες, ὥστε φρονέειν τε καὶ νοεῖν. Πλὴν, εἴ τι ὁ
ἄνθρωπος ὑπερχαρῇ ἐξ ἀδοκήτου ἢ ἀνιηθείη, πηδῶσι καὶ ἄσην παρέχουσιν ὑπὸ λεπτότητος, καὶ,
ὅτι ἀνατέτανται μάλιστα ἐν τῷ σώματι. Καὶ κοιλίην οὐκ ἔχουσι, ἐς ἥν τινα δέξασθαι χρὴ ἀγαθὸν
ἢ κακὸν προσπίπτον, ἀλλ᾽ ὑπ᾽ ἀμφοτέρων τούτων
τεθορύβηνται διὰ τὴν ἀσθενείην τῆς φύσιος· ἐπεὶ
αἰσθάνονταί γε οὐδενὸς πρότερον τῶν ἐν τῷ σώματι
ἐνεόντων. Ἀλλὰ μάτην τοῦτο τὸ οὔνομα ἔχουσι,
καὶ τὴν αἰτίην, ὥσπερ τὰ πρὸς τῇ καρδίῃ ἅπερ ὦτα
καλέεται, οὐδὲν ἐς τὴν ἀκοὴν ξυμβαλλόμενα. Λέγουσι
δέ τινες, ὡς φρονέομεν τῇ καρδίῃ, καὶ τὸ ἀνιώμενον τοῦτό ἐστι καὶ τὸ φροντίζον. Τὸ δὲ οὐκ οὕτως
ἔχει, ἀλλὰ σπᾷχι μὲν ὥσπερ αἱ φρένες· καὶ μᾶλλον διὰ τὰς αὐτὰς αἰτίας. Ἐξ ἅπαντος γὰρ τοῦ σώματος, φλέβες ἐς αὐτὴν συντείνουσι, καὶ συγκλεί-
σεις ἔχει, ὥστε αἰσθάνεσθαι, ἤν τις πόνος ἢ

5

σύστασις γίνηται τῷ ἀνθρώπῳ. Ἀνάγκη δὲ καὶ
ἀνιώμενον φρίσσειν τὸ σῶμα, καὶ συντείνεσθαι,
καὶ ὑπερχαῖρον ταὐτὸ πάσχειν. Διότι ἡ καρδίη,
αἰσθάνεταί τε μάλιστα καὶ αἱ φρένες· τῆς μέν τοι
φρονήσιος, οὐδετέρῳ μέτεστιν· ἀλλὰ πάντων τουτέων ὁ ἐγκέφαλος αἴτιός ἐστιν. Ὥσπερ οὖν καὶ τῆς
τοῦ ἠέρος πρῶτος αἰσθάνεται ὁ ἐγκέφαλος τῶν σώματι ἐνεόντων, οὕτως καὶ, ἤν τις μεταβολὴ ἰσχυ-
ροτέρη γένηται ἐν τῷ ἠέρι ὑπὸ τῶν ὡρέων, καὶ
αὐτὸς ἑωυτοῦ διάφορος γίνηται ἐν τῷ ἠέρι. Ὁ γὰρ
ἐγκέφαλος διὰ τοῦτο πρῶτος αἰσθάνεται, διότι καὶ
τὰ νουσήματα ἐς αὐτὸν ἐμπίπτειν φημὶ ὀξύτατα,
καὶ μέγιστα, καὶ θανατωδέστατα καὶ δυσκριτώτατα
τοῖσιν ἀπείροισιν. Αὕτη δὲ ἡ νοῦσος ἡ ἱερὴ καλεο-
μένη, ἀπὸ τῶν αὐτῶν προφάσιων γίνεται, ἀφ᾽ ὧν
καὶ αἱ λοιπαί, ἀπὸ τῶν προσιόντων καὶ ἀπιόντων,
οἷον ψύξιος, ἡλίου, πνευμάτων, μεταβαλλομένων
τέ, καὶ μηδέποτε ἀτρεμιζόντων. Ταῦτα δ᾽ ἔστι

douleur ou des chagrins, il les ressent : il arrive aussi nécessairement que nous éprouvons des frissons et des raideurs, même quand nous sommes saisis d'une joie subite. C'est ainsi que le cœur et le diaphragme sont doués du sentiment : mais ils n'ont point pour cela la sagesse en partage ; le cerveau seul est le centre de toutes les pensées : comme il est la partie du corps, qui reçoit d'abord l'intelligence de l'air le plus pur, nécessairement il participe aux changemens des saisons et il subit les influences des vents. C'est pourquoi les maladies qui attaquent le cerveau sont surtout les plus aiguës, les plus mortelles, et celles dont le jugement est le plus difficile, pour ceux qui manquent d'expérience.

La maladie que l'on nomme sacrée est, comme toutes les autres, due à des causes précédentes et secondaires, telles que les grands froids ou l'insolation, les vents qui viennent et se retirent successivement : ce sont là, les causes divines, en sorte qu'il ne

faut point juger cette maladie plus sacrée
que toutes les autres ; car elles sont également divines et humaines. Chacune a sa nature et sa force particulière, qui toutefois
ne sont ni impénétrables, ni sans remède.
La plupart sont guéries par les mêmes
agens qui les produisent. Une en engendre souvent d'autres, et quelquefois devient leur guérison. Un médecin ne doit
donc pas ignorer ceci ; soit relativemnt
à cette maladie, soit à l'égard de toute
autre, pour ne point les accroître, mais
au contraire afin de saisir l'occasion de les
combattre, en leur opposant les contraires, et non en fortifiant leur nature ; car la
maladie précitée augmente ainsi et se fortifie par ce qui lui est favorable, tandis
qu'elle diminue et s'éteint par ce qui lui
est contraire. Quiconque connaîtra aussi les
changemens qui s'opèrent dans l'homme,
et qui pourra au moyen du régime agir
sur l'homme, de manière à entretenir en
lui, dans une juste proportion, le sec ou
l'humide, le chaud ou le froid, parvien-

θεῖα, ὥστε μηδὲν διακρίνοντα τὸ νούσημα, θειότερον τῶν λοιπῶν νουσημάτων νομίζειν, ἀλλὰ πάντα
θεῖα, καὶ ἀνθρώπινα πάντα. Φύσιν δὲ ἔχειν ἕκαστον καὶ δύναμιν ἐν ἑωυτῷ, καὶ οὐδὲν ἄπορόν
ἐστιν, οὐδὲ ἀμήχανον. Ἀκεστά τε τὰ πλεῖστά
ἐστιν αὐτοῖσι τούτοισιν, ἀφ᾽ ὅτων καὶ γίνεται.
Ἕτερον γὰρ ἑτέρῳ τροφή ἐστι, τῷ δὲ κάκωσις.
Τοῦτο οὖν δεῖ τὸν ἰητρὸν ἐπίστασθαι, καὶ τὸν καιρὸν διαγινώσκειν ἑκάστου, ὡς ἂν τὸ μὲν ἀποδώσει
τῇ τροφῇ καὶ αὐξήσει, τὸ δὲ ἀφαιρέσει καὶ μειώ-
σει. Χρὴ δὲ καὶ ἐν ταύτῃ τῇ νούσῳ καὶ ἐν τῇσιν
ἄλλῃσιν ἁπάσῃσι μὴ αὔξειν τὰ νουσήματα, ἀλλὰ
σπεύδειν τρύχειν προσφέροντας τῇ νούσῳ τὸ πο-
λεμιώτατον ἑκάστῃ, καὶ μὴ τὸ φίλον καὶ σύνη-
θες. Ὑπὸ μὲν γὰρ τῆς συνηθείης, θάλλει καὶ αὔξε-
ται, ὑπὸ δὲ τοῦ πολεμίου, φθίνει καὶ ἀμαυροῦται.
Ὅστις δὲ ἐπίσταται ἐν ἀνθρώποις τὴν τοιαύτην
μεταβολὴν, καὶ δύναται ὑγρὸν καὶ ξηρὸν ποιέειν,

καὶ θερμὸν καὶ ψυχρὸν ὑπὸ διαίτης τὸν ἄνθρωπον,
οὗτος καὶ ταύτην τὴν νοῦσον ἰῶτο ἂν, εἰ τοὺς και-
ροὺς διαγινώσκει τῶν ξυμφερόντων, ἄνευ καθαρμῶν καὶ μαγευμάτων, καὶ πάσης ἄλλης βαναυσίης
τοιαύτης.

dra de même à le délivrer de la maladie
sacrée, s'il saisit l'occasion de la guérir,
en lui opposant les remèdes convenables,
mais en s'abstenant surtout des expiations
et des enchantemens, et d'une foule d'autres machinations absurdes, tout-à-fait
emblables.

ANALYSE.

Ce petit traité renferme les germes des Systèmes de l'humorisme d'Hoffman, du vitalisme de Stahl et du brownisme. Comparer l'irritation à une épine enfoncée dans les viscères, et qui agit comme un trait dans les chairs, c'est avoir deviné tous les phénomènes de la sensibilité. Il serait encore plus satisfaisant de voir ramener tout de suite cette question sous son véritable point de vue; mais il fallait concevoir un vaste plan d'expériences physiologiques, qui ne dût être achevé qu'après des siècles. L'illustre de Haller a fait marcher de concert ses découvertes sur l'irritabilité et la sensibilité, sans vouloir ravir à notre maître Hippocrate la gloire qu'on ne peut justement lui contester. En adoptant d'ailleurs les progrès des sciences nécessaires à la médecine, il n'en est pas moins vrai que les faits, se rattachant à la théorie, sont susceptibles d'être expliqués différemment. Depuis les nouvelles découvertes de la chimie moderne, jusqu'aux ingénieuses recherches de Bichat, la classification des maladies, suivant la connaissance particulière des tissus, embrasse une foule d'objets que l'on voudrait voir disparaître des meilleures nosographies modernes. Mais une marche régulière pour arriver à la perfection, à l'aide d'une méthode plus exacte, sera toujours plus à souhaiter qu'à admirer ; car il est de la nature de l'homme de se tromper. La distinction, dis je, des tissus, des viscères et des membranes, établit de notables différences entre les diverses lésions des organes. Les causes des maladies sont toutes subordonnées à la sensibilité et à l'irritabilité; mais il y a des effets réellement produits par des agens secondaires, qui agissent sur les humeurs. Ainsi le sang, la bile, la lymphe et l'atrabile, peuvent exercer une certaine influence sur les individus, à raison des âges, des sexes, des tempéramens et des saisons, et réagir ainsi sur la sensibilité et l'irritabilité. Les phénomènes ou symptômes, quelles qu'en soient les causes, se rapporteront toujours, plus ou moins directement, à ces deux modifications, les plus essentielles de l'organisme animal. Ainsi le *cholera-morbus* et le tétanos pourront être occasionés par la bile âcre et par les poisons; les coliques de *miserere* et la dysenterie seront aussi pro-

duites par des vers et des poisons, ou
par la bile. La dilatation excessive de
l'air dans les intestins sera une cause
d'emphysème et de volvulus ; or il n'est
pas impossible de concevoir la présence des gaz dans les vaisseaux sanguins ; car, si l'on injecte de l'air dans
les veines d'un cheval, il meurt presque
au même moment. Toutefois on ne peut
estimer ainsi ce qui se passe ordinairement dans l'économie animale ; ainsi,
par exemple, l'on peut bien se rappeler certaines pulsations insolites des
artères, par le dégagement naturel de
l'air dans leur intérieur, au point
même de voir soulever les muscles de
la cuisse par la seule élasticité des parois de l'artère crurale. Cet effet, que
l'on a quelquefois éprouvé, rend donc
possibles les explications théoriques de
l'auteur du Traité des Vents.

Toutefois, je suis loin d'adopter ses

erremens. Si personne, que je sache,
n'a encore bien expliqué comment
peut avoir lieu la fièvre, il faut convenir que la foule des auteurs, n'a pas
sujet d'accuser les anciens, de s'être
mépris sur les mêmes difficultés. Le
frisson est-il réellement produit par
l'air, qui refroidit le sang? Pourquoi
non? puisque, par un effet contraire,
la chaleur se dégage à proportion de la
vitesse du pouls. Mais la chaleur n'est
que l'effet des pulsations du cœur; et
l'on sait que la vitesse des contrac-
tions des ventricules et des oreillettes
peut se ralentir, lorsque la chaleur
n'est pas sensiblement diminuée : ainsi,
par exemple, dans l'asphyxie produite par le gaz acide carbonique; d'autre part, le frisson peut s'accompagner
de faiblesse et de vitesse du pouls à cause
du spasme ; ce qui prouve que le même
phénomène a lieu par des causes diffé-

rentes. Ensuite, les causes fébriles ne
résident pas toutes dans la circulation
proprement dite. Les miasmes conta-
gieux sont, à la vérité, introduits par
l'air extérieur dans le poumon et l'estomac; mais ils peuvent aussi s'intro-
duire par la peau et par les intestins;
ainsi, les virus pénètrent encore plus
facilement par l'inoculation. Là, on
ne peut douter qu'ils n'aient pénétré
jusque dans la circulation du sang;
mais ce n'est qu'après quelques instans. Au reste, le venin du serpent à
sonnettes tue en quelques heures, tandis que le virus vaccin met huit jours
pour se développer dans toute sa force;
enfin, le virus de la rage et de la variole
reste stationnaire pendant des mois et
des années; le virus vénérien est un
Protée, pour le temps et la durée.

Puisque tous les corps contiennent
de l'air, suivant la remarque de l'au-

teur du Traité des Vents, il n'est donc
pas hors de raison de vouloir en admettre quelque part dans l'économie
animale. Personne ne conteste la présence de l'air dans les voies thoraci-
ques et abdominales. Il y a aussi de l'air
dans les vaisseaux sanguins et dans le
tissu cellulaire ; mais on doit croire
que cet air est assimilé à notre nature,
comme l'air des alimens se mêle au
chyle. Il n'est guère possible qu'il n'y
pénètre pas, et qu'il ne se glisse dans
le canal thoracique, qui le transmet
dans la veine sous-clavière gauche, et
celle-ci dans les artères aortes. Quoi
qu'il en soit, les veines pulmonaires
rapportent le sang des artères de l'organe aérien, et le transmettent dans les
oreillettes du cœur. Est-il bien certain
que des miasmes ne se communiquent
pas directement par ce même trajet des
vaisseaux sanguins, en vertu des ma-

ladies épidémiques mortelles en quelques heures ? Si ces effets délétères sont
constans par la seule communication
que nous avons avec l'atmosphère, il
ne serait donc pas impossible que le
sang fût altéré, échauffé ou refroidi
d'une manière quelconque. Ici, il n'est
pas question d'irritation des tissus, ni
d'engorgement des viscères ; la maladie
s'est à peine formée qu'elle tue en
quelques heures, en éteignant directement le souffle ou l'esprit vital, qui
entretient l'irritabilité et la sensibilité. Voilà le premier mode de maladies
dont a parlé l'auteur. Viennent ensuite les affections morbides, produites
par un mauvais régime et de mauvais
alimens. Il est certain que les substances indigestes, ou gâtées, ou malsaines,
occasionent des *cholera-morbus*, des
dysenteries, des coliques de *miserere*,
des lienteries, des obstructions et des

hydropisies. Vouloir en rechercher les causes dans la présence de l'air, au lieu de les voir dans l'irritation des tissus, c'est trop s'éloigner de la marche ordinaire; mais la cause n'est pas l'effet, et, en s'en rapportant entièrement aux phénomènes de l'irritation ou de l'inflammation, c'est plutôt constater le fait dans ses effets que dans ses causes. Les fluxions sur les yeux, la gorge, le poumon et les intestins, peuvent très-certainement provenir de l'acrimonie des humeurs ou de la pléthore sanguine. Il est étonnant que l'auteur, tout préoccupé de son hypothèse sur les fluxions pour ramener toutes les maladies à l'unité, ne s'en soit pas aperçu; car il n'a même pas indiqué, en un seul endroit, un seul remède convenable à y opposer. Mais les fomentations émollientes, les saignées du bras, les ventouses scarifiées, les ca-

taplasmes, les bains et les opiacés, ne
sont-ils pas indiqués et précisés avec
la plus grande exactitude dans le Traité
du Régime dans les Maladies aiguës?
Les principes une fois posés, qu'était-
il besoin d'y revenir pour chaque maladie, comme on le fait maintenant, et
d'une manière si fastidieuse?

Je me borne à ces considérations, ne
voulant pas être accusé d'une aveugle
croyance dans l'infaillibilité de mon
auteur. Toutefois, si ce traité lui appartient, on pourrait dire avec raison
qu'il a payé son tribut à l'humanité.
Mais les auteurs modernes les plus
célèbres ont-ils fondé réellement la
médecine? L'un d'entre eux, M. le
professeur Pinel, a été censuré amè-
rement par M. Baumes, de Montpellier, pour sa méthode du solidisme
et ses dénominations nouvelles des fièvres, dans la Nosographie philoso-

phique. Ces maladies ont leur siége dans l'épigastre et les intestins. Le professeur de Paris a blâmé, à son tour, le professeur de Montpellier pour sa nomenclature chimique des maladies. Ainsi, par exemple, dans les fondemens de la science méthodique des maladies, on trouve la première classe qui est occupée par les *calorinèses*, qui ont deux classes : les *surcalorinèses* et les *descalorinèses*. La seconde classe a pour objet les *oxygénèses*, et a deux sous-divisions : les *suroxygénèses* et *désoxygénèses*, 1° maladies dans lesquelles il y a trop ou trop peu de chaleur dans l'économie animale; 2° maladies dans lesquelles il y a trop de force ou de faiblesse dans les corps vivans. C'est le *strictum* et le *laxum* des anciens méthodistes; le spasme et l'adynamie des pathologistes; la sthénie et l'asthénie des sectateurs de Brown.

Mais M. Pinel, dans sa Nosographie philosophique, tom. I, pag. 5o, appelle la suroxygénation du système et la désoxygénation, un jeu de l'imagination et un exemple dangereux à suivre; et M. Baumes l'a répété dans son analyse critique sur l'ouvrage de M. Pinel. (Voyez le Traité sur le Vice scrofuleux, par M. Baumes; 1 vol. in-8, p. 129, Paris, 1805.) Enfin, il y a un autre système, qui est en vogue, sur l'irritation de l'estomac, avec inflammation et subinflammation; ce qui enfin ne peut avoir changé à *priori* la doctrine d'Hippocrate. (Consultez l'Analyse critique à la fin de ce volume *.)

----

* Je dois faire observer que la théorie de l'air vital, émise par Hippocrate, n'exclut point l'explication naturelle et physiologique des actes ou des lois de la vie. La distinction entre la *sen-*

sibilité et l'*irritabilité* est manifeste dans le Traité sur la Maladie sacrée. Le cerveau y est indiqué comme le siége de ces deux ordres de phénomènes de l'action vitale. Enfin, il y a les nerfs et la moelle épinière qui leur donnent naissance pour la production directe du sentiment et du mouvement. Si l'air vital n'en est point la cause directe, il y contribue au moins puissamment; et l'on ne peut s'empêcher de le reconnaître dans l'asphyxie produite par le gaz acide carbonique, qui éteint l'irritabilité et augmente la caloricité, en changeant la couleur rouge du caillot en noir. Il en résulte aussi quelquefois des convulsions. Il est donc possible que l'air trop raréfié dans les vaisseaux sanguins, puisse produire leur distension et amener des convulsions, et peut être l'apoplexie ou l'épilepsie : mais il est plus naturel de l'attribuer au système nerveux : c'est ce que l'auteur n'a point dit.

ΙΠΠΟΚΡΑΤΟΥΣ

ΠΕΡΙ ΦΥΣΩΝ.

HIPPOCRATE.

DES VENTS, OU DES FLUXIONS.

ΙΠΠΟΚΡΑΤΟΥΣ

ΠΕΡΙ ΦΥΣΩΝ.

———

α'. Εἰσί τινες τῶν τεχνέων, αἱ τοῖσι μὲν κεκτη-
μένοισίν εἰσιν ἐπίπονοι, τοῖσι δὲ χρεωμένοισιν
ὀνήισταί· καὶ τοῖσι μὲν ἰδιώτῃσι ξυνὸν ἀγαθὸν,
τοῖσι δὲ μεταχειριζομένοισιν ἐπὶ σφᾶς λυπηραί.
Τῶν δὲ δὴ τοιούτων ἐστὶ τεχνέων καὶ, ἣν οἱ Ἕλ-
ληνες καλέουσιν ἰητρικήν. Ὁ μὲν γὰρ ἰητρός ὁρέει
τὰ δεινὰ, θιγγάνει τε ἀηδέων, καὶ ἐπ' ἀλλοτρίῃσι
ξυμφορῇσιν ἰδίας καρποῦται λύπας. Οἱ δὲ νοσέον-

HIPPOCRATE.

DES VENTS,

OU DES FLUXIONS.

---

1. Il est des arts très-difficiles à apprendre, très-utiles par leur usage, d'un bien général, mais très-pénibles pour ceux qui les exercent. De ce nombre est surtout l'art de la médecine, ainsi nommé par les Grecs. En effet, le médecin est témoin de ce qu'il y a de dangereux, touche les maux désagréables, et ne recueille souvent pour lui-même que des chagrins particuliers; tandis que les malades sont

délivrés des plus grandes infirmités, par
la puissance de son art, ainsi que des douleurs, de la tristesse, et même de la mort;
car la médecine peut évidemment servir
de refuge contre tous ces maux. Mais les
choses que le vulgaire juge faciles sont,
au contraire, difficiles aux yeux du
médecin, et celles qui passent pour les
plus difficiles, le sont le moins. Les unes
concernent spécialement le corps, les autres, l'entendement; celles qui forcent,
pour s'en rendre maîtres, à l'opération de
la main, demandent une grande habitude,
qui est le meilleur guide. Mais pour les
maladies les plus cachées, et par conséquent les plus difficiles à juger, on con-
sulte plus souvent l'opinion que l'art lui-
même. Donc, il doit y avoir une très-
grande différence entre quiconque a de
l'expérience, et celui qui n'en a pas. Toutefois, le seul but est de connaître la cause
de la maladie, comme sa source, et,
pour ainsi dire, son principe unique; car,
si quelqu'un en avait une connaissance

τες ἀπαλλάσσονται τῶν μεγίστων κακῶν διὰ τὴν
τέχνην· νούσων, πόνων, λύπης, θανάτου. Πᾶσι
γὰρ τουτέοισιν, ἄντικρυς ἰητρικὴ εὑρίσκεται ἀκε-
στορίς. Ταύτης δὲ τῆς τέχνης τὰ μὲν φλαῦρα, χα-
λεπὸν γνῶναι, τὰ δὲ σπουδαῖα, ῥηΐδιον. Καὶ τὰ
μὲν φλαῦρα τοῖσιν ἰητροῖσι, καὶ οὐ τοῖσιν ἰδιώτη-
σιν. Οὐ γὰρ σώματος, ἀλλὰ γνώμης ἔργά εἰσιν. Ὅσα
μὲν χειρουργῆσαι δεῖ, χρὴ συνεθισθῆναι. Τὸ γὰρ ἔθος
τῆσι χερσὶ κάλλιστον διδασκαλικόν. Περὶ δὲ τῶν
ἀφανεστάτων καὶ χαλεπωτάτων νουσημάτων, δόξῃ
μᾶλλον ἢ τέχνη κρίνεται. Διαφέρει δὲ ἐν αὐτέοισι
πλεῖστον, ἡ πείρη τῆς ἀπειρίης. Ἓν δή τι τῶν
τοιούτων ἐστί· τόδε, τί ποτε τὸ αἴτιόν ἐστι τῶν
νούσων, καὶ τίς ἀρχὴ καὶ πηγὴ γίνεται τῶν ἐν τῷ
σώματι κακῶν. Εἰ γάρ τις εἰδείη τὴν αἰτίην τοῦ
νουσήματος, οἷός τ' ἂν εἴη προσφέρειν τὰ ξυμφέ-
ροντα τῶν ἐν τῷ σώματι, ἐκ τῶν ἐναντίων ἐπι-

στάμενος τὰ νουσήματα. Αὐτὴ γάρ ἡ ἰητρικὴ, μάλιστα κατὰ φύσιν ἐστίν. Αὐτίκα γὰρ λιμὸς, νοῦσος
ἐστίν. Ὅ,τι γὰρ ἂν λυπέῃ τὸν ἄνθρωπον, τοῦτο
καλέεται νοῦσος. Τί οὖν λιμοῦ φάρμακον; ὅ,τι
παύει λιμόν. Τοῦτο δ᾽ ἐστὶ βρῶσις. Τούτω ἄρα
ἐκεῖνο ἰητέον. Αὖθις αὖ δίψην ἔπαυσε πόσις. Πάλιν αὖ, πλησμονὴν ἰῆται κένωσις· κένωσιν δὲ πλη-
σμονή· πόνον δὲ ἀπονίη· ἀπονίην δὲ πόνος. Ἑνὶ δὲ
συντόμῳ λόγῳ, τὰ ἐναντία τῶν ἐναντίων ἐστὶν
ἰήματα.

β΄. Ἰητρικὴ γάρ ἐστι πρόσθεσις καὶ ἀφαίρεσις.
Ἀφαίρεσις μὲν τῶν ὑπερβαλλόντων· πρόσθεσις δὲ
τῶν ἐλλειπόντων. Ὁ δὲ κάλλιστα τοῦτο ποιέων,
ἄριστος ἰητρός. Ὁ δὲ τουτέου πλεῖστον ἀπηλλα-
γμένος, πλεῖστον ἀπήλλακται καὶ τῆς τέχνης. Τὰ
μὲν οὖν ἐν παρέργῳ τοῦ λόγου τοῦ μέλλοντος εἴρηται. Τῶν δὲ δὴ νούσων ἁπασέων, ὁ μὲν τρόπος ὁ
αὐτὸς, ὁ δὲ τόπος διαφέρει. Δοκέει μὲν οὖν τὰ

particulière, il pourrait plus facilement choisir le traitement convenable, et guérir par les contraires. L'art de la médecine consistant surtout dans l'imitation de la nature ; ainsi, par exemple, la faim, dès qu'elle se fait sentir, est une maladie, de même que ce qui trouble et afflige l'âme en est une autre. Or le remède de la faim est ce qui l'apaise, c'est-à-dire l'aliment ; comme la boisson est opposée à la soif, l'inanition à la réplétion, le travail au repos, et le repos à la fatigue. En un mot, les contraires se guérissent ici par les contraires.

11. La médecine consiste ainsi à ajouter ou retrancher : donc, le médecin le plus habile sera celui qui approchera le plus près de ce but, tandis que celui qui s'en éloignera davantage, manquera d'autant plus d'art. Toutes les maladies paraissent sous une seule et même forme, la diversité des lieux fait seule leur différence. Ainsi, elles diffèrent entre elles, quoique d'origine et d'espèce semblables. C'est ce

que je vais tâcher de démontrer dans ce
discours. En effet, le corps de l'homme,
de même que celui des animaux, vit
d'une triple substance connue sous le
nom d'aliment, de boisson et d'air. Ce
dernier, contenu intérieurement, est généralement désigné sous la dénomination
de vents, et extérieurement, sous le nom
d'air. Il est le moteur principal des plus
grands changemens dans la nature; c'est
pourquoi il est très-important d'en examiner la force et la vertu.

III. Les vents se forment par l'irrup-
tion de l'air : lorsque le flot en est considérable, il peut être assez fort pour dé-
raciner les arbres, soulever les vagues de
la mer et disperser au loin sur le rivage
les vaisseaux emportés jusqu'aux nues.
Les courans d'air ont ce pouvoir par l'esprit qu'ils renferment ; cependant il est
invisible, la raison seule l'aperçoit. Rien
ne peut exister sans l'air ; il n'est rien qui
ne le contienne, il remplit l'intervalle im-
mense qui nous sépare du ciel. Il amène

νουσήματα οὐδὲν ἀλλήλοισιν ἐοικέναι, διὰ τὴν ἀλ-
λοιότητα καὶ ἀνομοιότητα τῶν τόπων. Ἔστι δὲ μία
τῶν νούσων ἁπασέων καὶ ἰδέη, καὶ αἰτίη ἡ αὐτή.
Τίς δέ ἐστιν αὕτη, διὰ τοῦ μέλλοντος λόγου φράσαι
πειρήσομαι. Τὰ γὰρ σώματα τῶν τε ἀνθρώπων καὶ
τῶν ἄλλων ζώων, ἀπὸ τρισσέων τροφῶν τρέφονται.
Ἔστι δὲ τῇσι τροφῇσι ταύτῃσι ταῦτα τὰ ὀνόματα,
σῖτα, ποτά, πνεύματα. Πνεύματα δὲ, τὰ μὲν ἐν
τοῖσι σώμασι, φύσαι καλέονται· τὰ δὲ ἔξω τῶν
σωμάτων, ἀήρ. Οὗτος δὲ μέγιστός ἐστιν ἐν ἅπασι
τῶν συμπτωμάτων δυνάστης. Ἄξιον δὲ αὐτοῦ
θεάσασθαι τὴν δύναμιν.

ζ΄. Ἄνεμος γάρ ἐστιν ἠέρος ῥεῦμα, καὶ χεῦμα.
Ὅταν οὖν πολὺς ἀὴρ, ἰσχυρὸν τὸ ῥεῦμα ποιήσῃ,
τά τε δένδρεα ἀνασπαστὰ πρόῤῥιζα γίνεται διὰ
τὴν βίην τοῦ πνεύματος, τό τε πέλαγος κυμαίνε-
ται, ὁλκάδες τε ἄπειροι τῷ μεγέθει, ἐς ὕψος διαρ-
ρίπτονται. Τοιαύτην μὲν οὖν ἐν τουτέοισιν ἔχει
δύναμιν· ἀλλὰ μὴν ἔστι γε τῇ μὲν ὄψει ἀφανὴς,
τῷ δὲ λογισμῷ φανερός. Τί γὰρ ἄνευ τουτέου γένοιτο ἄν; ἢ τίνος οὗτος ἄπεστιν; ἢ τίνι οὐ ξυμ-

πάρεστιν; ἅπαν γὰρ τὸ μεταξὺ γῆς τε καὶ οὐρα-
νοῦ, πνεύματος σύμπλεόν ἐστι. Τοῦτο καὶ χειμῶνος
καὶ θέρεος αἴτιον. Ἐν μὲν τῷ χειμῶνι, πυκνὸν καὶ
ψυχρὸν γινόμενον, ἐν δὲ τῷ θέρει πραΰ καὶ γα-
ληνόν. Ἀλλὰ μὴν ἡλίου καὶ σελήνης καὶ ἄστρων
ὁδός, διὰ τοῦ πνεύματός ἐστι. Τῷ γὰρ πυρὶ τὸ
πνεῦμα τροφή. Τοῦ δὲ πνεύματος τὸ πῦρ στερηθὲν
οὐκ ἂν δύναιτο ζώειν. Ὥστε καὶ τὸν τοῦ ἡλίου
δρόμον ἀέννᾳον ἐόντα ὁ ἀὴρ, ἀέννᾳος καὶ λεπτὸς
ἐὼν τὸ εἶναι παρέχεται. Ἀλλὰ μὴν καὶ περὶ τοῦ πε-
λάγους, ὅτι μέθεξιν ἔχει τοῦ πνεύματος, παντί
που δῆλον. Οὐ γὰρ ἄν ποτε τὰ πλωτὰ ζῶα ζώειν
ἐδύνατο, μὴ μετέχοντα πνεύματος. Μετέχοιεν δέ
πως ἂν ἄλλως, ἀλλ' ἢ διὰ ὕδατος, ἢ ἐκ τοῦ ὕδατος
ἕλκοντα τὸν ἀέρα; τῇ μήνῃ, ἐπὶ τουτέου τὸ βάθρον·
οὗτός γε τῆς γῆς ὄχημα· κενεόν τε οὐδέν ἐστι
τούτου. Διότι μὲν τοῖσιν ἄλλοισιν ὁ ἀὴρ ἔῤῥωται,
εἴρηται.

δ. Τοῖσι δ' αὖ θνητοῖσιν οὗτος αἴτιος τοῦτε
βίου καὶ τῶν νούσων τοῖσι νοσέουσι. Τοσαύτη δὲ

l'été et l'hiver ; tour à tour épais et froid, clair et chaud, il donne passage au soleil, à la lune et à tous les astres dans leur course. Il est l'aliment du feu ; sans lui, la combustion ne peut s'entretenir, de manière que le soleil lui-même parcourt sa course annuelle, en ramenant un air pur. Il est également facile de reconnaître que l'intérieur de la mer participe aussi au souffle ; les animaux qui y nagent ne jouiraient point de la vie, sans air. Comment en effet n'y participeraient-ils pas, sinon en l'aspirant dans l'eau, ou hors de l'eau ? La lune repose sur l'air, c'est lui qui emporte la terre ; enfin, il est partout.

J'ai parlé de la force que l'air ou le souffle exerce en général sur toutes choses ; il est de même le principe de la vie de l'homme et la cause de ses maladies.

iv. L'air est si essentiellement nécessaire à l'entretien de la vie, que l'homme peut se passer de tout le reste, vivre pen-

6*

dant deux ou trois jours, ou même davantage, sans manger, ni boire; tandis
qu'il meurt promptement si les voies de
l'air sont interrompues, même pendant
un seul moment de la journée : ce qui
prouve combien est précieux l'usage de
l'air.

Les hommes sont souvent forcés de se
passer de telle ou telle chose durant leur
vie, car elle est pleine de vicissitudes;
mais on voit constamment les animaux
prendre le souffle et le rendre durant
qu'ils vivent. Il est donc certain, comme
je l'ai dit, qu'il y a en eux un commerce
perpétuel avec l'air. Il était donc nécessaire d'indiquer comment la cause prin-
cipale des maladies ne provient d'autre
chose que de l'air intérieur, suivant qu'il
est trop fort ou trop faible, et mêlé à des
miasmes morbifiques qui s'introduisent
dans le corps. Ce sera ici tout le sujet de
mon discours. Je démontrerai plus en détail, comment les maladies se forment en

τυγχάνει πᾶσι χρείη τοῖσι σώμασι τοῦ πνεύματος
ἐοῦσα, ὥστε τῶν μὲν ἄλλων ἁπάντων ἀποσχόμε-
νος ὁ ἄνθρωπος καὶ σιτίων καὶ ποτῶν, δύναιτ᾽
ἂν ἡμέρας δύο καὶ τρεῖς καὶ πλείονας διάγειν· ἢν
δέ τις ἐπιλάβοι τὰς τοῦ πνεύματος ἐς τὸ σῶμα διεξ-
όδους, ἐν βραχεῖ μέρει ἡμέρης, ἀπόλοιτο ἂν, ὡς
μεγίστης χρείης ἐούσης τῷ σώματι τοῦ πνεύματος.
Ἔτι τοίνυν τὰ μὲν ἄλλα πάντα διαλείπουσιν ἄνθρωποι πρήσσοντες· ὁ γὰρ βίος μεταβολέων πλέως
ἐστί· τοῦτο δὲ μοῦνον ἀεὶ διατελέουσιν ἅπαντα τὰ
θνητὰ ζῶα πρήσσοντα, τοτὲ μὲν ἐμπνέοντα, τοτὲ
δὲ ἐκπνέοντα. Ὅτι μὲν οὖν μεγάλη κοινωνίη ἅπασι
τοῖσι ζώοισι τοῦ ἠέρος ἐστὶν, εἴρηται. Μετὰ τοῦτο
τοίνυν, εὐθέως ῥητέον, ὅτι οὐκ ἄλλοθέν ποθεν εἰκός
ἐστι γίγνεσθαι τὰς ἀῤῥωστίας μάλιστα ἢ ἐντεῦθεν,
ὅταν τοῦτο ἢ πλέον, ἢ ἔλασσον, ἢ καὶ ἀθροώτερον,
καὶ μεμιασμένον νουσεροῖσι μιάσμασιν, ἐς τὸ σῶμα
ἐσέλθῃ. Περὶ μὲν οὖν ὅλου τοῦ πρήγματος, ἀρκεῖ
μοι ταῦτα. Μετὰ δὲ ταῦτα πρὸς αὐτὰ τὰ ἔργα τῷ

λόγῳ πορευθεὶς, ἐπιδείξω τὰ νουσήματα τούτου
ἀπόγονά τε καὶ ἔκγονα πάντα ἐόντα.

έ. Πρῶτον δὲ ἀπὸ τοῦ κοινοτάτου νουσήματος
ἄρξομαι, πυρετοῦ. Τοῦτο γὰρ τὸ νούσημα πᾶσι
ἐφεδρεύει τοῖσιν ἄλλοισι νουσήμασι, μάλιστα δὲ
φλεγμονῇ. Δηλοῖ δὲ τὰ γινόμενα προσκόμματα.
Ἅμα γὰρ τῇ φλεγμονῇ εὐθὺς βουβὼν, καὶ πυρετὸς
ἕπεται. Ἔστι δὲ δισσὰ εἴδεα πυρετῶν, ὡς ταύτῃ
διελθεῖν· ὁ μὲν, κοινὸς ἅπασι, καλεόμενος λοιμός·
ὁ δὲ διὰ πονηρὴν δίαιταν ἰδίην, τοῖσι πονηρῶς
διαιτεομένοισι γινόμενος. Ἀμφοτέρων δὲ τουτέων
αἴτιος ὁ ἀήρ. Ὁ μὲν οὖν κοινὸς πυρετὸς διὰ τοῦτο
τοιοῦτός ἐστιν, ὅτι τὸ πνεῦμα τοῦτο πάντες ἕλκου-
σιν. Ὁμοίου δὲ ὁμοίῳ τοῦ πνεύματος τῷ σώματι
μιχθέντος, ὅμοιοι καὶ οἱ πυρετοὶ γίνονται. Ἀλλ'
ἴσως φήσει τίς· διατί οὖν οὐχ ἅπασι τοῖσι ζώοισιν, ἀλλ' ἔθνει τινὶ αὐτέων ἐμπεριπίπτουσιν αἱ
τοιαῦται νοῦσοι; διότι, φαίην ἂν, διαφέρει σῶμα
σώματος, καὶ φύσις φύσιος, καὶ τροφὴ τροφῆς. Οὐ
γὰρ πᾶσιν τοῖσιν ἔθνεσι τῶν ζώων ταυτὰ οὔτ'

général, et donnent naissance à d'autres, d'après les mêmes principes.

v. Je commencerai d'abord par traiter de la fièvre; car elle se joint à la plupart des maladies, surtout à l'inflammation. On en voit la preuve dans les contusions et le bubon qui se manifeste tout à coup aux aines. Ainsi, il y a deux espèces de fièvres, comme je le prouverai dans un moment; une, qui est générale et qu'on nomme peste, et l'autre, spécialement produite par un mauvais régime. L'air est la cause ou le principe de l'une et de l'autre. La première est occasionée par l'air respirable; pour tous les animaux, le mélange égal des miasmes répandus dans l'air produit les mêmes fièvres.

On demandera peut-être pourquoi tous les animaux n'y sont pas également sujets, mais seulement une espèce particulière. Je réponds à cela, que c'est parce que les corps diffèrent entre eux de constitution propre, de nature et de nourriture : tous n'étant pas semblables, selon les espèces, et

vivant sous des conditions différentes. Mais
lorsque l'air rempli de miasmes malsains
s'est communiqué à la nature de l'homme,
alors il en résulte des maladies qui lui
sont particulières, de même que l'air mal-
sain exerçant son influence sur les animaux, produit des épizooties, selon leur
espèce. Ainsi arrivent les maladies épidémiques, comme nous l'avons dit. Déjà il
a été fait mention de leurs causes et de
leur nature.

VI. Il me reste maintenant à prouver
comment un mauvais régime peut produire la fièvre ? Il est tel qu'il suit : lorsque quelqu'un fait usage d'alimens liquides
ou solides, en plus grande quantité qu'il
ne peut en supporter ou dissiper par le
travail ; ensuite, lorsque la nature contraire des alimens s'oppose à leur mélange
exact, et à leur coction. Les uns se digé-
rant plus tôt, les autres plus tard, à raison de leurs excès, nécessairement produisent des vents ; car les alimens ou les
boissons contiennent plus ou moins d'air :

ἀνάρμοστα, οὔτ' εὐάρμοστά ἐστιν, ἀλλ' ἕτερα
ἑτέροισι ξύμφορα. Ὁκόταν μὲν οὖν ὁ ἀὴρ τοιουτέοισι
πλησθῇ μιάσμασιν, ἃ τῇ ἀνθρωπίνη φύσει πολέμιά
ἐστιν, ἄνθρωποι τότε νουσέουσιν. Ὅταν δὲ ἑτέρῳ
τινὶ ἔθνει ζώων ὁ ἀὴρ ἀνάρμοστος ᾖ, τὸ νούσημα
κεῖνα νουσέουσιν. Αἱ μὲν οὖν δημόσιαι οὖσαι τῶν
νούσων, εἴρηνται· καὶ ὅ,τι, καὶ ὅκως, καὶ οἷσι,
καὶ ἀφ' οὗ γίνονται.

ζ΄. Τὸν δὲ διὰ πονηρὴν δίαιταν γινόμενον πυ-
ρετὸν, διέξειμί σοι. Πονηρὴ δέ ἐστιν ἡ τοιήδε δίαι-
τα. Τοῦτο μὲν οὖν, ὅταν τις πλείονας τροφὰς ἢ
ὑγρὰς, ἢ ξηρὰς διδῷ τῷ σώματι, ἢ τὸ σῶμα δύναται φέρειν, καὶ πόνον μηδένα τῷ πλήθει τῶν
τροφῶν ἀντιτίθησι. Τοῦτο δὲ, ὅταν ποικίλας καὶ
ἀνομοίους ἀλλήλησιν ἐσπέμπῃ τροφάς. Τὰ γὰρ ἀνό-
μοια στασιάζει. Καὶ τὰ μὲν θᾶσσον, τὰ δὲ σχο-
λαίτερον πέσσεται. Μετὰ δὲ πολλῶν σιτίων ἀνάγκη,
καὶ πολλὸν πνεῦμα εἰσιέναι. Μετὰ πάντων γὰρ
τῶν ἐσθιομένων καὶ πινομένων εἴσεισι πνεῦμα ἐς
τὸ σῶμα, ἢ πλέον, ἢ ἔλασσον. Φανερὸν δὲ τοῦτο
τῷδέ ἐστιν. Ἐρευγμοὶ γὰρ γίνονται μετὰ τὰ σιτία

καὶ τὰ ποτὰ τοῖσι πλείστοισιν. Ἀνατρέχει γὰρ ὁ κατακλεισθεὶς ἀὴρ, ὁκόταν ἀναῤῥήξῃ τὰς πομφόλυγας, ἐν ᾗσι κρύπτεται.

Ὅταν οὖν τὸ σῶμα σιτίων πλησθῇ, καὶ πνεύματος πλησμονὴ ἐπὶ πλεῖον γίνεται, τῶν σιτίων χρονιζομένων· χρονίζεται δὲ τὰ σιτία διὰ πλῆθος, οὐ δυναμένου [τοῦ πνεύματος] διεξελθεῖν· ἐμφραχθείσης δὲ τῆς κάτω κοιλίης, ἐς ὅλον τὸ σῶμα διέδραμον αἱ φῦσαι· προσπεσοῦσαι δὲ [πρὸς] τὰ ἐναιμότατα τοῦ σώματος, ἔψυξαν. Τουτέων δὲ τῶν τόπων ψυχθέντων, ὅκου αἱ πηγαὶ καὶ αἱ ῥίζαι τοῦ σώματος ἡ φρίκη διῆλθεν. Ἅπαντος δὲ τοῦ αἵματος ψυχθέντος, ἅπαν τὸ σῶμα φρίσσει.

ζ. Διὰ τοῦτο μὲν οὖν πρῶτον, αἱ φρῖκαι γίνονται πρὸ τῶν πυρετῶν. Ὅκως δ' ἂν ὁρμήσωσιν αἱ φῦσαι πλήθει καὶ ψυχρότητι, τοιοῦτον γίνεται καὶ ῥῖγος· ἀπὸ μὲν πλειόνων καὶ ψυχροτέρων, ἰσχυρότερον· ἀπὸ δὲ ἐλασσόνων, καὶ ἧσσόν τι ψυχρῶν, ἀνισχυρότερον. Ἐν δὲ τῇσι φρίκῃσι καὶ οἱ τρόμοι τοῦ σώματος, κατὰ τόνδε γίνονται τὸν τρόπον. Τὸ αἷμα φοβεόμενον τὴν παροῦσαν φρίκην, συντρέχει

cela est visible par les éructations ou ren-
vois qui s'opèrent par le dégagement de
bulles d'air, jusque là imperceptibles.
Lorsque le corps en est rempli, et que la
quantité en est excessive, par le long sé-
jour des alimens et des boissons dans le
ventre, celui-ci ne peut s'en débarrasser;
alors l'air superflu se répand de toute part
et refroidit les parties où le sang abonde
le plus; d'où il arrive que les sources et
les fontaines de ce fluide propagent le
froid dans tout le corps.

VII. C'est de cette manière que surviennent les premiers frissons qui précèdent la
fièvre, lesquels sont communiqués par le
sang à proportion du refroidissement;
et se répètent avec plus ou moins de
violence. Les tremblemens se déclarent
de la même manière pendant le frisson;
mais le sang, qui a horreur d'un nouveau
refroidissement, court se précipiter vers
les lieux les plus chauds, en bondissant
dans toutes les parties qu'il parcourt, et

se portant des extrémités vers les viscères.
Les chairs participent alors au tremblement; mais comme il y dans le corps des
parties pleines et d'autres vides de sang,
il en résulte que celles-ci, naturellement
froides, n'éprouvent presque pas de frisson ni de tremblement, mais sont agitées
de violentes secousses; tandis que celles-
là, à raison de la pléthore sanguine, fris-
sonnent et s'enflamment; car le sang ne
peut se porter avec excès quelque part,
sans rompre l'équilibre.

Les bâillemens qui précèdent la fièvre
viennent aussi de l'accumulation de l'air
vers les parties supérieures; il s'échappe
alors plus facilement par la bouche.
Comme on voit la vapeur de l'eau bouillante se faire jour à travers un vase fermé, l'air comprimé dans les diverses cel-
lules du poumon parvient ainsi à s'en
dégager avec force. Les articulations se
relâchent pendant la fièvre, lorsque les
nerfs ont perdu de leur chaleur. Après
que toute la masse du sang s'est échauffée,

καὶ διέξεισι κατὰ παντὸς τοῦ σώματος ἐς τὰ θερ-
μότατα. Αὗται μὲν οὖν οἱ ἄλλαι. Καθαλλομένου δὲ
τοῦ αἵματος ἐκ τῶν ἀκρωτηρίων τοῦ σώματος, ἐς τὰ
σπλάγχνα, τρομέουσι καὶ αἱ σάρκες. Τὰ μὲν γὰρ
σώματος, γίνεται πολύαιμα, τὰ δὲ ἄναιμα. Τὰ μὲν
οὖν ἄναιμα, διὰ τὴν ψύξιν οὐκ ἀτρεμέουσιν, ἀλλὰ
πάλλονται. Τὸ γὰρ θερμὸν ἐξ αὐτέων ἐκλέλοιπε. Τὰ
δὲ πολύαιμα διὰ τὸ πλῆθος τοῦ αἵματος, τρέμουσι
καὶ φλεγμονὰς ἐμποιέει. Οὐ γὰρ δύναται πολλὸν
γινόμενον ἀτρεμίζειν. Χασμῶνται δὲ πρὸ τῶν πυρετῶν, ὅτε πολὺς ᾖ ὁ ἀὴρ ἀθροισθεὶς, ἀθρόον τὲ
ἄνωθεν διεξιὼν, ἐξεμόχλευσε, καὶ διέστησε τὸ
στόμα. Ταύτῃ γὰρ εὐδιέξοδός ἐστιν. Ὡς γὰρ ἀπὸ
τῶν λεβήτων ἀτμὸς ἀνέρχεται πολὺς ἑψομένου τοῦ
ὕδατος, οὕτω καὶ σώματος θερμαινομένου, δίεισι
διὰ τοῦ στόματος ὁ ἀὴρ ξυνεστραμένος καὶ βίῃ
φερόμενος. Καὶ τά τε ἄρθρα διαλύονται πρὸ τῶν
πυρετῶν. Χλιαινόμενα γὰρ τὰ νεῦρα δίστανται.
Ὁκόταν δὲ συναλισθῇ ἀθροισθὲν τὸ πλεῖστον τοῦ
αἵματος, διαθερμαίνεται πάλιν ὁ ἀὴρ, ὁ ψύξας τὸ

αἷμα, κρατηθεὶς ὑπὸ τῆς θερμότητος. Διάπυρος δὲ
καὶ μύδρος γενόμενος ἐν ὅλῳ τῷ σώματι τὴν θερ-
μασίην ἐνειργάσατο. Συνεργὸν δὲ αὐτῷ τὸ αἷμά
ἐστι.

η΄. Τήκεται γὰρ πυρούμενον, καὶ γίνεται πνεῦμα
ἐξ αὐτοῦ. Τοῦ δὲ πνεύματος προσπίπτοντος πρὸς
τοὺς πόρους τοῦ σώματος, οἱ ἱδρῶτες γίνονται. Τὸ
δὲ πνεῦμα συνιστάμενον, ἐς ὕδωρ ἔρχεται, καὶ
διὰ τῶν πόρων διεξελθὸν, ἔξω περαιοῦται, τὸν αὐτὸν τρόπον, ὅνπερ ἀπὸ τῶν ἑψομένων ὑδάτων ὁ
ἀτμὸς ἐπανιὼν, ἢν ἔχῃ στερέωμα πρὸς ὅ,τι χρὴ
προσπίπτειν, παχύνεται καὶ πυκνοῦται, καὶ
σταγόνες ἀποπίπτουσιν ἀπὸ τῶν σωμάτων, οἷσιν
ἂν ὁ ἀτμὸς προσπίπτῃ. Πόνοι δὲ τῆς κεφαλῆς ἅμα
τῷ πυρετῷ γίνονται, διὰ τόδε. Στενοχωρίη τῇσι
διεξόδοισιν ἐν τῇ κεφαλῇ τοῦ αἵματος γίνεται.
Πεπλήρωνται γὰρ ἠέρος. Πλησθεῖσαι δὲ καὶ πρη-
σθεῖσαι, τὸν πόνον ἐμποιέουσιν ἐν τῇ κεφαλῇ. Βίᾳ
γὰρ τὸ αἷμα βιαζόμενον διὰ στενῆς ὁδοῦ θερμὸν
ἐὸν, οὐ δύναται περαιοῦσθαι ταχέως. Πολλὰ γὰρ
ἐμποδών ἐστιν αὐτῷ κωλύματα καὶ ἐμφράγματα.
Διὸ δὴ καὶ οἱ σφυγμοὶ γίνονται ἀμφὶ τοὺς κροτά-
φους. Οἱ μὲν οὖν πυρετοὶ διὰ τοῦτο, ὡς ἔφην,

elle communique sa chaleur au souffle ou
à l'air qui auparavant était la cause du refroidissement ; cet air violemment raréfié
s'allume avec le sang , et porte le feu de
la fièvre dans tout le corps.

VIII. Le sang lui-même épaissi par le
froid, se fond par la chaleur; il dégage
alors l'esprit ou le souffle qui, se glissant
à travers les pores, y excite les sueurs.
La vapeur condensée par l'air extérieur se
change en eau, comme la vapeur recueillie
sur un vase d'eau bouillante se change
en gouttelettes imperceptibles. Il y a des
douleurs de tête avec la fièvre; en voici
la raison : le passage du sang à la tête se
fait par un lieu étroit, l'air le comprimant,
et la pléthore augmentant en même temps
que la douleur de tête; le sang, naturellement chaud, ne peut franchir ce passage très-étroit sans éprouver une grande
résistance ; c'est pourquoi il bat avec violence contre les tempes; les fièvres ont
lieu, ainsi que je l'ai dit, et les douleurs

et autres maladies surviennent par les
mêmes causes.

IX. Il y a quelques maladies d'intestins, telles que la passion iliaque, les coliques, les tranchées qui me paraissent
aussi, sans aucun doute, être produites
par des vents par leur passage brusque
d'un endroit à un autre. Car, quand ils
frappent contre des parties délicates, qui
n'y sont point habituées et qui sont très-
sensibles, ils agissent comme un trait lan-
cé avec force, qui traverserait les chairs;
et ils font ainsi éprouver des déchirures
ou des tiraillemens, soit aux hypochon-
dres, soit aux flancs, soit à tous les deux
à la fois. C'est pourquoi des fomentations
chaudes apaisent ordinairement ces douleurs. La peau échauffée laisse passer le
souffle ou l'esprit; ce qui est suivi de relâche et de cessation de la douleur.

X. Mais on dira peut-être : Comment les
rhumes ou catarrhes sont-ils engendrés
par les vents? comment en proviennent

γίνονται, καὶ τὰ μετὰ τῶν πυρετῶν ἀλγήματα καὶ νουσήματα.

θ᾽. Τῶν δὲ ἄλλων ἀῤῥωστημάτων, ὁκόσοι μὲν ἂν εἰλεοὶ ὦσιν, ἢ εἰλήματα, ἢ στρόφοι, ἢ ἕτερα ἀποστηρίγματα, φύσας εἶναι αἴτια, ἅπασιν ἡγέομαι φανερὸν εἶναι. Πάντων γὰρ τῶν τοιουτέων αἰτίη τοῦ πνεύματος ἡ διόδευσις. Τοῦτο γὰρ, ὁκόταν προσπέσῃ πρὸς τόπους ἀπαλοὺς καὶ ἀήθεας καὶ ἀθίκτους, ὥσπερ τόξευμα ἐγκείμενον διαδῦνον, διὰ τῆς σαρκὸς, προσπίπτει ποτὲ μὲν πρὸς τὰ ὑποχόνδρια, ποτὲ δὲ πρὸς τὰς λαπάρας, ποτὲ δὲ ἐς ἀμφότερα. Διὸ δὴ καὶ θερμαίνοντες ἔξωθεν πυριήμασι, πειρῶνται μαλθάσσειν τὸν πόνον. Ἀραιουμένου γὰρ ὑπὸ τῆς θερμασίης τοῦ χρωτὸς τοῦ πυριήματος, διέρχεται τὸ πνεῦμα διὰ τοῦ σώματος, ὥστε παῦλάν τινα γενέσθαι τῶν πόνων.

ι᾽. Ἴσως δ᾽ ἄν τις εἴποι, πῶς οὖν τὰ ῥεύματα γίνεται διὰ τὰς φύσας; ἢ τίνα τρόπον τῶν αἱμοῤ-

ῥαγιῶν τῶν περὶ τὰ στέρνα τοῦτο αἴτιόν ἐστιν;
οἶμαι δὲ καὶ ταῦτα δηλώσειν, διὰ ταυτὰ γινόμενα.
Ὅταν περὶ τὴν κεφαλὴν αἱ φλέβες γεμισθῶσιν ἠέρος,
πρῶτον μὲν ἡ κεφαλὴ βαρύνεται τῶν φυσέων ἐγκει-
μένων. Ἔπειτα ἐνειλεῖται τὸ πνεῦμα κατὰ τὸ αἷμα
διὰ τὴν στενότητα τῶν ὁδῶν. Τὸ δὲ λεπτότατον
τοῦ αἵματος, διὰ τῶν φλεβῶν ἐκθλίβεται. Τοῦτο δὲ
τὸ ὑγρὸν, ὅταν ἀθροισθῇ, ῥεῖ δι᾽ ἄλλων πόρων.
Ὅκου δ᾽ ἂν ἀθρόον ἀφίκηται τοῦ σώματος, ἐνταῦθα ξυνίσταται ἡ νοῦσος. Ἐπὴν μὲν οὖν ἐπὶ τὴν
ὄψιν ἔλθῃ, ταύτης ὁ πόνος· ἢν δὲ ἐς τὰς ἀκοὰς,
ἐνταῦθ᾽ ἡ νοῦσος· ἢν δὲ ἐς τὰς ῥῖνας, κόρυζα γί-
νεται· ἢν δὲ ἐς τὰ στέρνα, βράγχος καλέεται. Τὸ
γὰρ φλέγμα δριμέσι χυμοῖσι μεμιγμένον, ὅποι ἂν
προσπέσῃ ἐς ἀήθεας τόπους, ἕλκοῖ. Τῇ δὲ φάρυγγι
ἁπαλῇ ἐούσῃ καὶ τὸ ῥεῦμα προσπῖπτον, τραχύ-
τητα ἐργάζεται. Τὸ γὰρ πνεῦμα, τὸ διαπνεόμενον
διὰ τῆς φάρυγγος, ἐς τὰ στέρνα βαδίζει, καὶ πάλιν ἐξέρχεται διὰ τῆς ὁδοῦ ταύτης. Ὅταν δὲ ξυμ-
βάλλῃ τῷ πνεύματι τὸ ῥεῦμα, τὸ κάτοθεν τῷ

les hémorrhagies de la poitrine ? C'est ce
que j'espère pouvoir démontrer.

Lorsque les veines de la tête se disten-
dent par l'air, il en naît une pesanteur ;
le sang renfermé dans des voies étroites
n'y pénètre qu'avec peine ; la partie la
plus ténue s'échappe seulement, elle se
rassemble et coule à travers les interstices
du tissu cellulaire, où elle se rassemble
et forme une maladie (une fluxion).

Si la fluxion se porte aux yeux ou aux
oreilles, il y a des douleurs, puis une maladie ; si c'est au nez, on la nomme co-
ryza , ou enchifrènement ; et enroue-
ment, si c'est à la poitrine. Car ceci arrive toutes les fois que le phlegme ou pituite , mêlé à des humeurs âcres , se porte
en des lieux qui n'y sont pas habitués.
Quand la fluxion attaque la gorge, qui est
une partie lisse, elle la gonfle inégale-
ment. L'air de la respiration qui entre et
sort par la même voie, traverse aussi la
poitrine ; mais, en même temps que la
fluxion y descend, elle y excite la toux

(pour repousser en haut la pituite); tandis que ceci a lieu, la gorge s'irrite, s'échauffe, et attire, par sa chaleur, les humeurs de la tête; celle-ci les reçoit de toutes les parties du corps, et sécrète ainsi plus abondamment la pituite. Lorsque la fluxion s'est ainsi établie dans la tête (les fosses nasales), elle gonfle tous les pores qui se remplissent; puis elle gagne la poitrine, où les humeurs acquièrent de l'acrimonie en se fixant sur la poitrine. En se portant sur les chairs; celles-ci en sont irritées, et les petites veines déchirées; lorsque le sang est une fois épanché, et qu'il a séjourné dans un lieu qui lui est étranger, il se convertit en pus; car il ne peut ici pénétrer en haut ni en bas; en effet, d'un côté, il n'a aucune facilité, la gravité qui est un obstacle à l'ascension des liquides et de tous les corps, l'empêche de monter, et de l'autre le diaphragme s'oppose à sa progression en bas. C'est pourquoi lorsque la fluxion a eu lieu, il arrive que le dépôt se forme,

ἀνιόντι, βὴξ ἐπιγίνεται, καὶ ἀναρρίπτεται ἄνω τὸ
φλέγμα. Τουτέων δὲ τοιουτέων ὄντων, ἡ φάρυγξ
ἑλκοῦται, καὶ τρηχύνεται, καὶ θερμαίνεται, καὶ
ἕλκει τὸ ἐκ τῆς κεφαλῆς ὑγρὸν θερμὴ ἐοῦσα. Ἡ δὲ
κεφαλὴ πάλιν παρὰ τοῦ ἄλλου σώματος λαμβά-
νουσα, ταύτῃ δίδωσιν. Ὁκόταν γοῦν ἐθισθῇ τὸ
ῥεῦμα οὕτως ῥέειν, καὶ χαραδρωθέωσιν οἱ πόροι,
διαδίδωσι δὴ καὶ ἐς τὰ στέρνα. Δριμὺ δὲ ὂν τὸ
φλέγμα προσπίπτον τέ τῇ σαρκὶ, ἑλκοῖ καὶ ἀναρρηγνύει τὰς φλέβας. Ὁκόταν δὲ ἐκχυθῇ τὸ αἷμα ἐς
ἀλλότριον τόπον, χρονιζόμενον καὶ σηπόμενον γίνεται πῦον, καὶ οὔτε ἄνω δύναται ἀνελθεῖν, οὔτε
κάτω ὑπελθεῖν. Ἄνω γὰρ οὐκ εὔπορος ἡ πορείη,
προσάντης τις οὖσα ὑγρῷ πρήγματι καὶ ἑτέρῳ
παντὶ βάρος ἔχοντι· κάτω δὲ κωλύει φραγμὸς, ὁ
τῶν φρενῶν. Διότι δήποτε τὸ ῥεῦμα τὸ ἄνευ πνεύματος ἀναρρηγνύμενον, ἀναρρήγνυται τὸ μὲν αὐτό-

ματον, τὸ δὲ διὰ πόνους. Αὐτόματον μὲν οὖν, ὅταν αὐτόματος ὁ ἀὴρ εἰσελθὼν ἐς τὰς φλέβας, στενοχωρίην ποιήσῃ τῇσι τοῦ αἵματος διεξόδοισι. Τό, τε γὰρ πιεζόμενον τὸ αἷμα πολὺ γενόμενον, ἀναρρηγνύει τοὺς πόρους, ᾗ ἂν ὡς τὰ μάλιστα βρίσῃ. Ὁκόταν δὲ πλῆθος αἱμορραγῆσαν καὶ τούτοισιν οἱ πόνοι πνεύματος ἐνέπλησαν τὰς φλέβας· (ἀνάγκη γὰρ τὸν πονέοντα τόπον κατέχειν τὸ πνεῦμα·) τἆλλα τοῖσιν εἰρημένοισιν ὅμοια γίνεται.

ιά. Τὰ δὲ ῥήγματα γίνεται διὰ τάδε. Ὁκόταν ὑπὸ βίης διαστέωσιν αἱ σάρκες ἀπ᾽ ἀλλήλων, ἐς δὲ τὴν διάστασιν ὑποδράμῃ πνεῦμα, τοῦτο τὸν πόνον παρέχει. Ἢν δὲ διὰ τῶν σαρκῶν αἱ φύσαι διεξιοῦσαι τοὺς πόρους τοῦ σώματος ἀραιοὺς ποιήσωσιν· ἕπεται δὲ τῇσι φύσησιν ὑγρασίη, ἣ τὴν ὁδὸν ὁ ἀὴρ ἀπηργάσατο· διαβρόχου γενομένου τοῦ σώματος, ὑπεκτήκονται μὲν αἱ σάρκες, οἰδήματα δὲ ἐς τὰς κνήμας καταβαίνει· καὶ λέγεται τὸ τοιοῦ-

et quelquefois perce de lui-même en oc-
casionant de vives douleurs. En effet,
l'air, en dilatant intérieurement les veines, force le sang à passer dans un lieu
plus étroit, et exerce une compression
qui déchire les petits pores où le sang s'a-
gite avec le plus de violence; et à raison
de sa quantité, il produit quelquefois des
hémorrhagies et des douleurs. Les veines
étant distendues par l'air, il arrive ainsi
nécessairement que le lieu est douloureux.
Le reste se passe comme je l'ai dit.

XI. Il survient des déchirures quand
les chairs ou les fibres se séparent les unes
des autres par leur distension forcée, à
cause de l'air qui se glisse dans leurs interstices et y fait naître des douleurs. S'il
s'insinue dans les chairs, il gonfle les
pores et s'y raréfie. Alors les chairs tumé-
fiées attirent les humeurs à travers les
voies que l'air s'est creusées; elles se fondent à proportion qu'elles se pénètrent
d'eau ou d'humidité, tandis que l'enflure

se propage et descend aux jambes : alors on nomme cette maladie hydropisie.

Ce qui témoigne de la présence de l'air, comme la cause de l'hydropisie, c'est que d'abord, si l'eau est évacuée, le soulagement n'est qu'instantané : car l'eau s'écoule abondamment du ventre qui se gonfle ensuite d'air, qui est remplacé par l'eau. Enfin, une autre preuve de ceci, c'est que, celle-ci à peine évacuée, le ventre se remplit de nouveau en moins de trois jours. Qu'y a-t-il dedans, si ce n'est de l'air? car, comment se gonflerait-il si vite? Les boissons que l'on prend ne sont pas en assez grande quantité, ni les chairs ne se fondent pas assez promptement pour produire cet effet; car il ne reste guère plus alors que les os, les veines et les nerfs peu susceptibles de fournir beaucoup d'eau. Telle est donc la cause de l'hydropisie que j'ai indiquée.

XII. La stupeur et l'apoplexie viennent encore du souffle ou de l'air qui produit des fluxions intérieures dans les veines

τον νούσημα ὕδρωψ. Μέγιστον δὲ σημεῖον, ὅτι φῦσαι τοῦ νουσήματός εἰσιν αἴτιαι, τόδε ἐστίν. Ἤδη τινὲς ὀλεθρίως ἔχοντες, ἐκλύθησαν, καὶ ἐκενώθησαν τοῦ ὕδατος, παραυτίκα μὲν οὖν τὸ ἐξιὸν ἐκ τῆς κοιλίης ὕδωρ, πολὺ φαίνεται. Χρονιζόμενον δὲ, ἔλασσον γίνεται. Διατί δὴ γίγνεται καὶ τοῦτο, δῆλον· ὅτι παραυτίκα μὲν τὸ ὕδωρ, ἠέρος πλῆρές ἐστιν· ὁ δὲ ἀὴρ, ὄγκον παρέχεται μέγαν. Ἀπιόντος δὲ τοῦ πνεύματος, ὑπολείπεται τὸ ὕδωρ αὐτό. Διὸ δὴ φαίνεται μὲν μικρὸν ἐὸν, ἔστι δὲ ἴσον. Κενωθείσης γὰρ παντελῶς τῆς κοιλίης, οὐ τρεῖς ἡμέραι διέλθωσι, καὶ πάλιν πλήρης γίνεται. Τί οὖν ἄρα ἐστὶ τὸ πληρῶσαν, ἀλλ' ἢ τὸ πνεῦμα; τί γὰρ ἂν οὕτως ἄλλο ταχέως ἐξεπλήρωσεν; οὐ γὰρ δή που ποτὸν ἴσως τοσοῦτον, ἐσῆλθεν ἐς τὸ σῶμα, καὶ μὴν οὐδὲ σάρκες ὑπάρχουσιν αἴτιαι ἀποτακησόμεναι. Λείπεται γὰρ ὀστέα, καὶ νεῦρα, καὶ ἴνες, ἀφ' ὧν οὐδενὸς οὐδεμίη δύναιτ' ἂν αὔξησις ὕδατος γεγενῆσθαι. Τὸ μὲν οὖν αἴτιον τοῦ ὕδρωπος ἤδη εἴρηται.

ιϛ. Αἱ δὲ ἀποπληξίαι γίνονται καὶ αὗται διὰ τὰς φύσας, ὅταν αἱ φῦσαι ψυχραὶ οὖσαι καὶ πολ-

λαὶ διαδύνωσι, καὶ ἐμφυσήσωσιν ἐς τὰς σάρκας.
Ἀναίσθητα γὰρ ταῦτα γίνεται τοῦ σώματος. Ἢν
μὲν οὖν πολλαὶ φύσαι ἐν ὅλῳ τῷ σώματι διατρέ-
χωσιν, ὅλος ὁ ἄνθρωπος ἀπόπληκτος γίνεται· Ἢν
δὲ ἐν μέρει τινὶ, τοῦτο τὸ μέρος. Καὶ, ἢν μὲν οὖν
ἀπέλθωσιν αὗται, παύεται ἡ νοῦσος· ἢν δὲ παρα-
μένωσι, παραμένει. Ὅτι δὲ ταῦτα οὕτως ἔχει,
χασμῶνται συνεχῶς. Δοκεῖ δέ μοι καὶ τὴν ἱερὴν
καλεομένην νοῦσον τοῦτο εἶναι τὸ παρεχόμενον.
Οἷσι δὲ λόγοισιν ἐμαυτὸν ἔπεισα, τούτοισιν αὐτέοισι καὶ τοὺς ἀκούοντας πείσειν πειράσομαι.
Ἡγέομαι δὲ ἔμπροσθεν, μηδὲν εἶναι μᾶλλον τῶν ἐν
τῷ σώματι ξυμβαλλομένων ἐς φρόνησιν ἂν, ἢ τὸ
αἷμα. Τοῦτο δὲ, ὅταν ἐν τῷ καθεστηκότι σχή-
ματι μένῃ, μένει, καὶ ἡ φρόνησις. Ἐξαλλάσσοντος
δὲ τοῦ αἵματος, μεταπίπτει καὶ τὸ φρόνημα. Ὅτι
δὲ ταῦθ' ὧδ' ἔχει, πολλὰ τὰ μαρτυρέοντα. Πρῶτον
μὲν, ὅπερ ἅπασι ζώοισι κοινόν ἐστιν, ὁ ὕπνος,
οὗτος μαρτυρεῖ τοῖσιν εἰρημένοισιν. Ὅταν γὰρ
ἐπέλθῃ τῷ σώματι ὁ ὕπνος, τότε τὸ αἷμα ψύχε-

(ou plutôt c'est la pléthore sanguine), qui
gonfle les chairs, les refroidit et les rend
insensibles (ceci a lieu par la compression
des nerfs). Si donc la fluxion (sanguine ou
autre) s'étend à toutes les parties ou à une
seulement, l'apoplexie est générale ou
partielle ; elle est permanente ou passa-
gère, suivant que la fluxion s'ouvre un
passage, ou séjourne plus long-temps.
Quant à la maladie, dite sacrée, je la
crois pareillement produite par l'esprit
ou le souffle (ou plutôt le sang) ; je tâche-
rai d'en persuader mes auditeurs ou lecteurs par les mêmes motifs. Je pense
d'abord que rien dans les corps ne contribue autant que le sang aux opérations
de la raison. Lorsqu'il n'est point agité,
les facultés mentales sont libres ; mais
lorsqu'il est violemment agité, la raison
est troublée : nous en avons plusieurs
preuves, d'abord par le sommeil qui est
commun à tous les animaux : tandis qu'il
a lieu, le sang est rafraîchi, mais il ne
produit cet effet que par l'air ou le souffle :

7*

le sang ne parcourt plus aussi vite ses
voies ordinaires. Cela est évident ; on
se sent lourd et assoupi ; les membres
fléchissent sous leur propre poids, les
yeux se ferment, l'intelligence diminue
au point d'être dominée par des idées fan-
tastiques que l'on nomme des rêves. Enfin, dans l'ivresse, le sang se trouble ainsi
que la raison, et même les facultés de
l'âme s'en ressentent aussi ; à l'oubli des
peines présentes se joint un joyeux avenir. Il me serait de même facile de récapituler d'autres perturbations du sang qui
agissent de même sur l'intelligence. Car,
si tout le sang est bouleversé, la raison
se perd entièrement. Or, les affections
mentales, et même le jugement, peuvent
être regardées comme des habitudes ; que
si les habitudes changent, les idées changent aussi.

XIII. Je pense donc, quant à la maladie
sacrée, que lorsque la fluxion d'air s'est
mêlée au sang, elle retarde sa marche dans

ται. Φύσει γὰρ πέφυκεν ὁ ὕπνος ψύχειν. Ψυχθέντος δὲ τοῦ αἵματος, νωθρότεραι γίνονται αἱ διέξο-
δοι. Δῆλον δέ. Ῥέπει γὰρ τὰ σώματα, καὶ βαρύ-
νεται· πάντα γὰρ τὰ βάρεα πέφυκεν ἐς βυθὸν φέ-
ρεσθαι· καὶ τὰ ὄμματα καίεται, καὶ ἡ φρόνησις
ἀλλοιοῦται. Δόξαι τέ τινες ἕτεραι ἐνδιατρίβουσιν,
ἃ δὴ ἐνύπνια καλέονται. Πάλιν, ἐν τῆσι μέθῃσι,
πλέονος ἐξαίφνης γενομένου τοῦ αἵματος, μετα-
πίπτουσιν αἱ ψυχαὶ καὶ τὰ ἐν τῆσι ψυχῆσι φρονή-
ματα, καὶ γίνονται τῶν μὲν ὄντων κακῶν ἐπιλή-
σμονες, τῶν δὲ μελλόντων εὐέλπιδες ἀγαθῶν. Ἔχοιμι
δ' ἂν πολλὰ τοιαῦτα εἰπεῖν, ἐν οἷς αἱ τοῦ αἵματος
ἐξαλλαγαί, τὴν φρόνησιν ἐξαλλάσσουσιν. Ἢν μὲν
οὖν παντελῶς ἅπαν ἀναταραχθῇ τὸ αἷμα, παντελῶς ἡ φρόνησις ἐξαπόλλυται. Τὰ γὰρ παθήματα
καὶ τὰ ἀναγνωρίσματα, ἐθίσματά ἐστιν. Ὅταν δὲ
τοῦ εἰωθότος ἔθεος μετασταίωμεν, ἀναίρεται ἡμῖν
ἡ φρόνησις.

ιγ'. Φημὶ δὲ τὴν ἱερὴν νοῦσον ὧδε γίνεσθαι.
Ὅταν πολὺ πνεῦμα κατὰ πᾶν τὸ σῶμα παντὶ τῷ
αἵματι μιχθῇ, πολλὰ ἐμφράγματα γίνονται, πολ-

λαχῇ ἀνὰ τὰς φλέβας. Ἐπειδὰν οὖν ἐς τὰς παχείας
καὶ πολυαίμους τῶν φλεβῶν πολὺς ἀὴρ βρίσῃ,
βρίσας δὲ μένῃ, κωλύεται τὸ αἷμα διεξιέναι. Τῇ
μὲν οὖν ἕστηκε, τῇ δὲ νωθρῶς διεξέρχεται, τῇ δὲ
θᾶσσον. Ἀνομοίης δὲ τῆς πορείης τοῦ αἵματος διὰ
τοῦ σώματος γενομένης, παντοῖαι ἀνομοιότητες.
Πᾶν γὰρ τὸ σῶμα πανταχόθεν ἕλκεται καὶ
τετάρακται τὰ μέρη τοῦ σώματος, ὑπηρετοῦν-
τος τῷ θορύβῳ καὶ ταράχῳ τοῦ αἵματος. Ὑπὸ δὲ
τῆς διαστροφῆς τοῦ αἵματος, αἱ διαστροφαὶ τοῦ
σώματος παντοίως γίνονται. Κατὰ δὲ τοῦτον
τὸν καιρὸν, ἀναίσθητοι πάντων εἰσὶ, κωφοί
τε τῶν λεγομένων, καὶ τυφλοὶ τῶν γινομένων,
ἀνάλγητοί τε πρὸς τοὺς πόνους. Οὕτω γὰρ ὁ ἀὴρ
ταραχθεὶς, ἀνετάραξε καὶ τὸ αἷμα καὶ ἐρίπνε,
καὶ ἀφροὶ διὰ τοῦ στόματος ἀνατρέχουσι εἰκότως.
Διὰ γὰρ τῶν σφαγιτίδων φλεβῶν διαδύνων ὁ ἀὴρ,
ἔρχεται μὲν αὐτὸς, ἀνάγει δὲ μεθ' ὡυτοῦ τὸ λεπτότατον τοῦ αἵματος. Τὸ δὲ ὑγρὸν τὸ περιμισγό-
μενον λευκοῦται. Διὰ λεπτῶν γὰρ ὑμένων καθαρὸς
ἰὼν ὁ ἀὴρ διαφαίνεται. Διὸ δὴ λευκοὶ φαίνονται
πάντες οἱ ἀφροί. Ποτὲ μὲν οὖν παύονται τῆς νούσου καὶ τοῦ παρεόντος χειμῶνος, οἱ ὑπὸ τοῦ νου-

les veines, et qu'attaquant les plus considérables, elle les distend ontre mesure, y sait séjourner le sang, qui y parvient alors tantôt par bonds, et tantôt avec lenteur. Cette inégalité cause nécessairement des interruptions ou des obstacles de toute espèce. Tout le corps est ainsi tiraillé, les membres sont distendus et accablés par le désordre et le trouble de ce fluide. On sait que son agitation produit nécessairement du trouble dans l'économie. Durant leurs accès, les épileptiques sont sourds, aveugles, muets et insensibles à la douleur; tant l'air raréfié a troublé le sang qui en est, pour ainsi dire, infecté. L'écume leur vient aussi à la bouche, parce que les veines jugulaires sont violemment distendues, et comprimées par l'air qui tend à s'échapper extérieurement: celui-ci, mêlé aux humeurs les plus ténues, les convertit en écume et les blanchit; ainsi de l'air pur renfermé dans de petites vessies transparentes est toujours diaphane; or toute écume est blanche.

Mais comment les paroxysmes de l'épilepsie se terminent-ils après la tempête? c'est
ce que je vais dire.

Toutes les parties du corps se décou-
vrent dans l'attaque ; elles s'échauffent violemment, d'où le sang accroît ainsi beaucoup sa chaleur qui corrige le froid de l'air ;
et celui-ci étant échauffé, le sang revient
alors à sa constitution naturelle, tandis
que le souffle se fait jour avec la pituite.
Lorsque l'écume ne bouillonne plus, et que
le sang s'est calmé, le paroxysme est fini.

xiv. Les fluxions d'air paraissent, sous
une foule de rapports, être la cause des
maladies. Il y a, à la vérité, bien d'autres causes qui y concourent, mais comme
moyens intermédiaires. Je voulais expliquer quel est le principe de toutes les
maladies. J'ai fait voir que l'air ou les
vents influent beaucoup sur toutes choses,
et même agissent dans le corps des animaux. Je suis parvenu, dans mon discours, jusqu'à l'examen de quelques maladies et affections particulières, dans les-

σώματος ἁλισκόμενοι· [πῶς δὲ,] ἐγὼ φράσω. Ὁκόταν γυμνασθὲν ὑπὸ τῶν πόνων τὸ σῶμα θερμανθῇ,
θερμαίνεται καὶ τὸ αἷμα. Τὸ δὲ αἷμα θερμανθὲν
ἐξεθέρμηνε τὰς φύσας. Αὗται δὲ θερμανθεῖσαι
διαλύονται, καὶ διαλύουσι τὴν ξύστασιν τοῦ αἵ-
ματος· αἱ μὲν οὖν ἐξελθοῦσαι μετὰ τοῦ πνεύματος,
αἱ δὲ μετὰ τοῦ φλέγματος. Ἀποζέσαντος δὲ τοῦ
ἀφροῦ, καὶ καταστάντος τοῦ αἵματος, καὶ γαλή-
νης ἐν τῷ σώματι γενομένης, πέπαυται τὸ νούσημα.

ιδ΄. Φαίνονται οὖν αἱ φύσαι δὴ πάντων τούτων,
τῶν νουσημάτων πολυτροπώτεραι αἴτιαι οὖσαι· Τὰ
δ᾽ ἄλλα πάντα, συναίτια καὶ μεταίτια. Τὸ δὲ αἴτιον
τῶν νούσων ἐὸν, τοῦτο ἐπιδέδεικταί μοι. Ὑπεσχό-
μην δὲ τὸ αἴτιον τῶν νουσημάτων φράσαι. Ἐπέ-
δειξα δὲ τὸ πνεῦμα καὶ ἐν τοῖσιν ἄλλοισι πράγμασι
δυναστεῦον, καὶ ἐν τοῖσι σώμασι τῶν ζώων. Ἤγα-
γον δὲ τὸν λόγον ἐπὶ τὸ γνώρισμα καὶ τῶν νουση-

μάτων, καὶ τῶν ἀρρωστημάτων, ἐν οἷσιν ἀληθὴς
ὑπόθεσις ἐφάνη. Ἀμφὶ δὲ τῶν ἄλλων ἀρρωστημάτων εἰ λέγοιμι, μακρότερος μὲν ὁ λόγος γένοιτο ἄν·
ἀτρεκέστερος δὲ οὐδὲν ἧττον, οὐδὲ πιστότερος.

quelles cette hypothèse m'a paru vraie. Si je voulais l'étendre à toutes les infirmités, je le pourrais ; mais mon discours, beaucoup plus long, ne serait d'ailleurs ni plus certain, ni même plus vraisemblable.

CITATIONS D'HOMÈRE.

L'ANATOMIE, qui embrasse la splanchnologie, était cultivée. Les viscères
sont souvent désignés sous leurs noms
particuliers, à l'occasion des blessures.

Μηριόνης δ' ἀπιόντα μετασπόμενος βάλε δουρὶ
Αἰδοίων τε μεσηγὺ καὶ ὀμφαλοῦ ἔνθα μάλιστα
Γίνετ' ἄρης ἀλεγεινὸς ὀϊζυροῖσι βροτοῖσιν.

Hom., Il., liv. XIII, vers 567 et suiv.

« Mérion, l'ayant suivi, lui plonge son javelot au milieu du ventre, et justement dans l'endroit où les coups du dieu Mars sont les plus
cuisans et les plus mortels. »

Il est évident que le poëte a voulu
faire allusion aux plaies de la vessie et
des petits intestins ; mais surtout à la

lésion de la vessie, qu'Hippocrate, dans son Serment et dans ses Aphorismes, avait fait redouter comme très-mortelle.

———

Enfin, il y a des exemples de blessures absolument mortelles dans Homère :

ἱέμενος λίσσεσθ', ὁ δὲ φασγάνῳ οὖτα καθ' ἧπαρ.
Ἐκ δέ οἱ ἧπαρ ὄλισθεν, ἀτὰρ μέλαν αἷμα κατ' αὐτοῦ
Κόλπον ἐνέπλησεν, τὸν δὲ σκότος ὄσσε κάλυψε,
Θυμοῦ δευόμενον.

HOM., *Il.* liv. XX, vers 469 et suiv.

« Dans le moment que ce malheureux le suppliait, et embrassait ses genoux, il lui plonge son épée dans les oreillettes du cœur et jusqu'au foie ; ce viscère sort par la plaie ; un sang noir ruisselle à gros bouillon, inonde son sein, et ses yeux se couvrent d'épaisses ténèbres. »

Ὁ δὲ φασγάνῳ αὐχένα θείνας·
Τῆλ' αὐτῇ πήληκι κάρη βάλε· μυελὸς αὖτε
Σφονδυλίων ἔκπαλθ'· ὁ δ' ἐπὶ χθονὶ κεῖτο τανυσθείς.

Hom., Il., liv. xx, vers 481 et suiv.

« Il le frappe au cou, et d'un revers lui enlève son casque, en laissant la moelle à nu ; il tombe à terre, au même instant, privé de vie. »

L'angéiologie paraît aussi avoir été cultivée, même du temps d'Homère, c'est-à-dire plus de trois cents ans avant Hippocrate II.

Ἀντίλοχος δὲ Θόωνα, μεταστρεφθέντα δοκεύσας,
Οὖτασ' ἐπαΐξας· ἀπὸ δὲ φλέβα πᾶσαν ἔκερσεν,
Ἥτ' ἀνὰ νῶτα θέουσα διαμπερὲς, αὐχέν' ἱκάνει·
Τὴν ἀπὸ πᾶσαν ἔκερσεν·

Hom., Il., liv. xiii, vers 545 et suiv.

« Antiloque aperçoit en même temps Thoon

qui se retirait du combat ; il le suit et lui porte
un si grand coup qu'il lui coupe la veine qui
s'étend le long du dos et monte au cou , où elle
se partage. »

Voilà évidemment l'artère aorte dé-
signée par le prince des poëtes, comme
il l'aura, sans doute, appris du prince
des médecins en lisant ses écrits, ou
du moins ceux de ses ancêtres. Hippocrate ne pouvait donc ignorer ce qui
était connu de son temps, surtout ce
qui lui avait dû être transmis par ses
prédécesseurs. Homère a dit ici la vérité parce qu'il avoit lu leurs écrits.

———

Enfin, on reproche à Hippocrate de
n'avoir pas distingué nettement les
organes de la sensibilité.

J'ai dit qu'il avait lu les écrits d'Homère :

Ὁ δ' ὄπισθε καθεζόμενος, βέλος ὠκὺ,
Ἐκ ποδός ἕλκ'· ὀδύνη δὲ διὰ χροὸς ἦλθ' ἀλεγεινή.

Hom., Il., liv. xi, vers 401-2.

« Il lui tire la flèche du pied, et à l'instant la douleur se répand dans tout le corps. »

Il n'y aurait donc qu'Hippocrate qui eût ignoré ce phénomène sympathique de la sensibilité au moyen des nerfs; voilà encore un des graves reproches que lui font ses antagonistes. Mais le simple raisonnement suffit pour détruire de pareilles erreurs; quand même on n'aurait eu qu'une connaissance très-superficielle de ses écrits. Ainsi les rôles seraient ici intervertis; car le père de la poésie aurait été évidemment plus savant qu'Hippocrate.

Mais comme il y aurait une grande
ignorance à ne pouvoir expliquer les
écrits d'Homère, on voudrait que cette
ignorance rejaillît sur les médecins
qui savent expliquer Hippocrate : voilà
l'absurde.

Mais voici Hippocrate maintenant
plus savant qu'Homère plaçant l'âme
et le raisonnement dans la région du
cœur et de l'estomac; tandis que notre
célèbre auteur indique ici clairement
le cerveau comme le siége de l'âme,
en faisant remarquer que cet organe
est exclusivement le centre de l'intelligence par sa communication directe
avec les organes des sens. Voilà le principal usage du cerveau ; ce n'est donc

pas une masse inerte imbibée d'humidité et sans utilité : autre grief absurde reproché à Hippocrate par ses antagonistes. Il réfute, en même temps, ceux qui ont attribué au diaphragme la faculté de juger et de sentir.

Νήπιος, οὐδ' ἐνόησε κατὰ φρένα καὶ κατὰ θυμὸν,
ὡς οὐ ῥηΐδι' ἐστὶ θεῶν ἐρικυδέα δῶρα
Ἀνδράσι γε θνητοῖσι δαμήμεναι, οὐδ' ὑποείκειν.

HOM., Il., liv. XX, vers 264 et suiv.

« Imprudent, il ne fit pas réflexion que les présens des dieux ne cèdent point à toutes les forces des hommes. »

Voici des réflexions de Voltaire sur les causes de la décadence du goût dans les sciences et les lettres, et même dans les arts.

« D'où vient, dit ce patriarche des lettres françaises, cette étrange destinée des littératures? Le goût peut se gâter chez une nation; ce malheur arrive d'ordinaire après les siècles de perfection. Les artistes, craignant d'être imitateurs, cherchent des routes écartées; ils s'éloignent de la belle nature, que leurs prédécesseurs ont saisie. Il y a du mérite dans leurs efforts : ce mérite couvre leurs défauts. Le public amoureux de nouveautés, court après eux; ils s'en dégoûte, et il en paraît d'autres qui font de nouveaux efforts pour plaire. Ils s'éloignent de la nature encore plus que les premiers; le goût se perd, on est entouré de nouveautés, qui sont rapidement effacées les unes par les autres. Le public ne sait plus où il en est, et il regrette en vain, le siècle du bon goût, qui ne peut plus revenir.

» C'est un dépôt que quelques bons esprits conservent encore loin de la foule. »

(Dictionnaire philosophique, au mot Goût.)

RÉFLEXIONS

SUR LES SYSTÈMES DANS LA PRATIQUE

MÉDICALE.

Quand on affirme qu'Hippocrate a traversé les siècles sans rien souffrir d'injurieux à sa mémoire, je ne veux pas dire qu'il n'a pas été atteint de la calomnie; Démocrite lui - même, qui n'en fut pas exempt, se ressouvient des plaintes que lui a faites Hippocrate, sur l'ingratitude *des hommes* et sur *l'envie* : et pourtant qui mérita, moins que le père de la médecine, d'être exposé aux effets de la jalousie?

En nous bornant ici au seul fait de *supériorité* du philosophe de Cos sur les sectes, il faut prouver que ce n'est pas une *pure déclamation* ou amplification, comme l'on en voit tant dans les éloges de ce grand homme, mais une *louange* bien méritée. Ainsi, par exemple, Galien fait remarquer dans son livre *à Thrasibule*, sur le choix *des sectes*, ou sur la *meilleure méthode* de guérir, la différence des principes 1° entre les raisonneurs Erasistrate et Hérophile; 2° les méthodiques Thémison et Thessalus; 3° les dogmatiques Dioclès de *Caryste* et Diagoras; 4° les empiriques Sérapion et Philinus de Cos, à Alexandrie. Il prouve qu'au commencement des maladies, les médecins ne sont point d'accord; que suivant les uns, les malades observent une diète telle, qu'ils ne prennent pas même une goutte *d'eau*. Ainsi, par

exemple, *Asclépiades*, qui exerçait à
Rome et qui était médecin de *Cicéron*,
ne lui a pas même accordé une goutte
d'eau dans l'espace de trois jours ; il
s'en est plaint dans une de ses lettres à
Atticus ; ainsi, Asclépiades était de la
secte de médecins *méthodiques*, nommés aussi *ordonnateurs* de la diète
de *trois* jours. Nous ferons voir que
ce système a de grands défauts, qui
surtout ont été indiqués par Hippocrate (dans ses Aphorismes 5e et 9e,
sect. 1re). Les Cnidiens donnaient au commencement la tisane entière (comme
Hippocrate le leur a reproché dans son
*Traité du régime dans les maladies
aiguës*). *Pétron* ne craignait pas, dans
la fièvre, d'ordonner de la chair de
porc rôtie et du vin fort et pur ; de
faire vomir, et ensuite d'accorder autant d'eau froide que les malades en
désiraient. *Appollonius* et *Dexipe*,

disciples ou auditeurs d'Hippocrate, ne permettaient pas *l'eau*, en *cette profusion*; toutefois, quelques - uns prescrivaient douze cotyles ou verres, environ, d'eau ou de liquide : ce qui fit dire à Hippocrate, dans le *Traité* déjà cité : Un médecin, dit-il, prescrit une diète sévère ; un autre permet des alimens ; survient un troisième qui les défend : de sorte qu'il n'est pas étonnant que l'on dise alors, de l'art de la médecine, qu'il ressemble à la science des augures. C'est donc à redresser ces torts, que le philosophe de Cos a consacré ses immortels écrits. Le Traité de l'Ancienne Médecine en est aussi un exemple; l'origine et les progrès de la *médecine* y sont indiqués par les observations tirées du *régime*. Or , dans une maladie où la diète n'est pas nécessaire ou serait même dangereuse, les systématiques du genre

d'*Asclépiades* auraient ordonné la diète
de trois jours ; mais s'il s'agit d'une fièvre
intermittente pernicieuse , le malade
périra de *faiblesse* ; que si au contraire
ce fût un empirique du genre de *Pe-
tron* , qui eût prescrit, dans une fluxion
de poitrine, de la chair de porc, du vin et
de l'eau froide, le malade serait en grand
danger , par ce seul régime : c'est pourquoi Hippocrate fait remarquer que les
malades qui prennent des alimens , ou
seulement des sorbitions , dans une pé-
ripneumonie , meurent subitement ,
ayant le côté livide , et aussi probablement le *poumon hépatisé* ; car le sang
y est infiltré , comme chez les sujets
qui ont été frappés ou blessés par la
foudre. On pourrait déjà soupçonner
que les observations avaient été confir-
mées *de l'ouverture des corps* ; car,
lors même qu'un homme mourrait
d'indigestion dans une fluxion de poi-

trine, on ne lui trouverait un épanchement sous les *côtes* que par *l'examen*
anatomique. En effet, rien ne paraît
extérieurement, à moins que l'épanchement et la gangrène ne se soient
manifestés extérieurement. Il se pourrait que des vergetures et des traces
d'inflammation existassent au *dehors*,
comme on en voit sur les cadavres,
dont le côté a posé sur la *table*; mais
ce n'est sûrement pas de cette altération qu'il s'agit. Ceci prouve en outre
que l'on s'occupait de l'examen des
corps. Or le soin de prescrire des alimens ou de les supprimer, suivant les
époques de la maladie, savoir 1° *l'invasion*, 2° *l'augment*, 3° *l'état*, 4° le
déclin, prouve l'existence d'une doctrine, qui est consignée dans les Aphorismes de la première section. Souvent
l'on prescrit la saignée du bras ou les
purgatifs, avant ou après l'invasion

d'une maladie, quand on veut en détourner les dangers : ainsi, les chirurgiens, avant d'opérer un malade d'une hernie, s'opposent d'abord à la pléthore sanguine par la saignée du bras, qu'ils réitèrent quand il y a inflammation ; ou ils emploient les clystères, les cataplasmes et les onctions. Règle générale : la saignée, au commencement et dans l'augment, est très-utile, plus rarement dans *l'état* ou vigueur, et bien plus encore au *déclin*. Ainsi, il n'y a réellement que l'observation qui puisse faire juger de l'opportunité de l'occasion. Les *systèmes*, pour adopter une méthode invariable, ne sont réellement pas *admissibles* en médecine.

Les fièvres rémittentes ou intermittentes offrent aussi, en général, mais moins souvent que les continues, cette indication relative aux trois temps des *accès*, pour l'administration régulière des moyens curatifs. La rémittence est moins favorable que l'intermittence. Celle-ci offre, après le frisson ou la chaleur, au moins un moment qui permet d'agir ; l'augment même très-*caractérisé* n'est pas un indice suffisant pour ne rien tenter de décisif. Le pouls devient *très-vite*, plus ou moins *irrégulier*, et quelquefois le frisson se prolonge une ou deux heures, au point que la chaleur ne se rétablit même pas parfaitement. Il est évident qu'il faut prévenir alors les accès par le quina, et, dans l'intervalle, donner du *vin et des consommés*. Voilà la seule exception admissible pour s'éloigner de la *diète*.

Je ne ferai pas de longs raisonnemens sur les griefs d'ignorance, relativement à Hippocrate ; afin de dissiper tous les doutes sur la doctrine de mon célèbre auteur, je n'ai que l'embarras du choix.

Déjà dans différens traités que j'ai traduits, il m'a été facile de faire la distinction de plusieurs écrits d'Hippocrate, d'avec ceux qui lui sont fausse-
ment attribués. J'ai cité comme siens,
les Aphorismes, les Prognostics; les
Epidémies, 1er et IIIe livres; le fameux
Traité des Airs, des Eaux et des Lieux;
le second livre des Prédictions ou Prorrhétiques; le premier livre des Maladies; les traités des Humeurs et du
Régime dans les Maladies aiguës. Déjà,
pour un médecin, si savant qu'il soit,
tous ces traités seraient à la confu-
sion des novateurs, qui prétendent
n'avoir aucun antécédent pour se guider dans la pratique médicale; à plus
forte raison les jeunes gens dépourvus
d'expérience, qui traitent lestement
d'ontologiste l'auteur de la Nosographie philosophique, qui a pris Hippocrate pour guide; à plus forte raison,

dis-je, ces jeunes docteurs doivent-ils être soumis à la double épreuve de l'expérience et de la science proprement dite; c'est-à-dire qu'ils devraient être interrogés sur l'instruction puisée aux sources, avant d'en parler légèrement. Mais ils ont déclaré n'avoir maintenant aucuns modèles pour se guider sûrement dans la pratique médicale; à qui la faute? Ils ont dit encore qu'en traçant l'histoire d'une maladie, on ne peut la peindre, comme une plante, ni la classer collectivement dans un cadre méthodique; je leur demanderai encore : à qui la faute? Mais le tableau en raccourci d'une maladie, selon sa marche et ses symptômes, serait donc chose impossible; et en attendant que ce tableau soit complet, la maladie s'en va! ajoute ingénument le détracteur de la réputation de ses maîtres. Mais à qui fera t-on croire que la description des

fièvres angioténique , méningo-gastri-
que, adéno-méningée , adynamique et
ataxique, soit du même genre, quelque
nom qu'on veuille donner à ces maladies,
que celui des fièvres quotidienne, tierce
et quarte ? Celles-ci ne diffèrent-elles
pas par leur nature, comme nous voyons
les fièvres inflammatoire , bilieuse, pituiteuse, putride et maligne, différer
l'une de l'autre ? non-seulement elles
diffèrent par leur marche plus ou moins
développée ou insidieuse , par leurs
symptômes et leurs crises, mais encore
par la différence des organes affectés,
par les causes et les signes de mort ou
de guérison. N'est-ce rien que la prédominance des climats, des saisons, des
âges, des sexes, des habitudes, des airs,
des eaux et des lieux ; des boissons,
des alimens , des habitudes , des passions ? Quoi ! toutes ces considérations
n'ont pas échappé aux observateurs, et

notamment à Hippocrate ; et maintenant ce ne seraient que des chimères ! Mais ses Epidémies ne sont-elles plus des modèles de description ? les cas particuliers qu'il a décrits, ne méritent-ils plus nos méditations ? Pour s'affranchir de toutes ces longues études, les novateurs aiment mieux nier et les services éminens rendus à l'art de guérir par Hippocrate, et les observations, modèles des constitutions épidémiques, qu'il nous a tracées ! Ce sont les prototypes des descriptions nosologiques, dans la représentation la plus fidèle des signes et symptômes des maladies observées au lit des malades. Ainsi tout ce qu'Hippocrate et ses prédécesseurs ou successeurs y ont ajouté, ne mériterait plus aucune confiance !... C'est un trait de modestie de la part des novateurs, d'avoir seulement affirmé qu'Hippocrate aurait excellé dans la

description des symptômes et des signes
des maladies ? Mais quant à la guérison ,
il n'en faudrait jamais parler. Et puis
d'ajouter que les Grecs avaient horreur
de l'anatomie humaine , qu'ils n'auraient pu s'y livrer sans s'exposer aux
plus grands dangers pour braver ce pré-
jugé ; que la physiologie d'Hippocrate
ne consistait que dans les quatre élémens ; que notre auteur n'avait aucune
connaissance des veines , des nerfs , et
des muscles ; que la sensibilité et le mouvement n'étaient pour lui qu'une seule
et même chose ; que le cerveau n'était
qu'une masse spongieuse, et que les fonctions assignées aux vicères étaient absolument inconnues : c'est , comme je l'ai
dit, avec cette bonne foi , et cette érudition si merveilleusement prouvée par
des dénégations de la vérité , que les
sectaires et leurs adeptes se font un
mérite de frapper de nullité le plus

grand génie qui ait jamais existé dans l'art médical. Certes, les Aphorismes ne sont que les conséquences de la pratique suivie par Hippocrate : vouloir le nier, c'est se condamner soi-même. Mais quand on soutient que jamais ce médecin célèbre, ni ses prédécesseurs ou successeurs, n'ont connu la nature humaine, c'est évidemment avoir professé des opinions inconnues à toute l'Europe savante. Car les livres d'Hippocrate sont dans toutes les bibliothèques ; or, en ouvrant le premier tome des œuvres d'Hippocrate (édition de Vander Linden, Leyde, 1665, in-8°, p. 294), dans le traité intitulé : *De Naturâ Ossium* (qui, par parenthèse, est mutilé dans Foës), je trouve : « Hominis verò » ossa, ut didicimus, sic habent : ver- » tebræ suprà claviculam, unà cum » magnà, septem numerantur. Ad co- » stas vero, totidem, quot et costæ

» duodecim numero. » Tout ce traité est une description très-fidèle de l'*ostéologie*, des ligamens et des articulations des os avec leurs cartilages. Tous les auteurs qui se sont copiés pour faire mentir Hippocrate, et débiter leur fable sur son ignorance grossière de l'anatomie humaine, n'ont donc pas lu les œuvres d'Hippocrate.

Maintenant que nous avons démontré qu'Hippocrate avait touché et préparé les corps, pour enseigner l'ostéologie fraîche, c'est-à-dire les os attachés entre eux par leurs ligamens et cartilages, il s'agit de l'autopsie ou de l'examen des parties internes du corps humain. Je ne pense pas que celui qui a pu préparer les os, pour les étudier à nu avec leurs ligamens, ait pu ignorer la situation des parties ou des orgnes qu'ils renferment, ou qu'ils soutiennent immédiatement. Enfin nous avons la continuation de cet examen dans le petit traité intitulé *de Resectione*, pag. 287: l'auteur a indiqué les muscles psoas, situés sur les vertèbres lombaires ; le rectum, les organes génitaux, et la vessie contenue dans le bassin (tome 1, p. 294).

Quant à l'ostéologie, il parle des os des pieds articulés avec le calcanéum qui est la partie la plus saillante en arrière. Les tendons postérieurs de la jambe y prennent leur point d'appui; les os de la jambe, au nombre de deux, sont unis en haut et en bas, mais séparés au centre. Ces os ont des *épiphyses* cartilagineuses en haut et en bas, pour l'articulation du genou et du pied, et un fort ligament qui les environne. Il y a intérieurement les ligamens demi-circulaires, un peu creux, qui s'articulent avec l'extrémité inférieure

des condyles du fémur : il y a également en bas une épiphyse cartilagi-
neuse pour l'articulation du pied avec
le tibia.

Le fémur est courbé en dehors à sa
partie antérieure ; sa tête est arrondie,
garnie d'un cartilage et d'un gros nerf
ou tendon, attaché à l'os ischion ; il s'im-
plante dans la cavité cotyloïde ; l'os fémur s'articule ainsi obliquement, mais
moins que l'os du bras. L'os de la hanche
se lie aux vertèbres et à l'os sacrum par
des ligamens forts et cartilagineux (inter-articulaires). Il a, dis-je, été impossible d'indiquer tout cela, quand
même ce ne serait qu'un simple aperçu,
à moins que d'avoir vu et touché le
corps humain avant de le livrer à la
terre ou au feu.

Voici maintenant l'analyse critique
du système de M. le docteur Pinel,

d'après M. le docteur Baumes, de Montpellier :

« Que des esprits prévenus, que des élèves dont l'âme neuve est prête à s'ouvrir aux accens d'une spécieuse raison, vantent la *Nosographie philosophique* ; que sans examen et sous la foi de la renommée, des savans attachent à cet ouvrage le prix respectable de l'opinion ; je n'en suis pas surpris : combien l'esprit humain n'est-il pas souvent la dupe de lui-même ! Mais quand on recherchera dans la *Nosographie* même les motifs d'une semblable prévention, ne sera-t-on pas étonné de les trouver aussi peu fondés qu'ils le sont en effet ? Aura-t-on égard à la doctrine générale ? Elle est appuyée sur des idées systématiques, puisqu'elles sont contrebalancées par des opinions aussi probables, et combattues par des faits du plus grand poids?

» Fera-t-on cas de la description des
maladies? Elle est presque nulle. Ce
sont des tableaux empruntés de divers
auteurs, amenés les uns presqu'à la suite
des autres avec quelques phrases de
déclamation, écrites en style de *som-
maires*, pour transitions.

» Les deux tiers des maladies, rangées
dans des classes et des ordres irrégu-
liers et mal disposés, n'y sont pas décrites ; et les détails qui les concernent
consistent ici dans une seule observation, le plus souvent d'emprunt ; là,
dans quelques réflexions générales : le
tout renfermé en quatre, trois et deux
pages.

» Mettra-t-on du prix au jugement
porté sur les maladies, d'après la discussion sévère des causes qui les ont
produites, et celle des symptômes qui
les ont caractérisées, partie si impor-

tante et si lumineusement tracée dans les écrits d'Hippocrate? Mais il n'y a rien dans la Nosographie sur le pronostic; il n'y a presque rien sur l'étiologie. Ce qui distingue le grand maître de l'art est parfaitement oublié; ce qui caractérise l'écrivain systématique y abonde.

» Enfin, rendra-t-on hommage aux grandes vues du traitement, aux richesses d'une matière médicale épurée par l'observation et rectifiée par l'expérience? Mais cette partie, qui fait elle seule le vrai praticien, n'est qu'une vaine ébauche. C'est l'expectation que l'on oppose aux ravages du mal; et l'expectation, quelquefois prudente, n'est souvent l'effet malheureux que d'une stérile confiance. Qu'Hippocrate, dans une foule de maladies graves et dangereuses, ait livré les malades aux efforts imprévus de la nature, on le croira sans peine;

Hippocrate n'avait, par exemple pour
purger, que le lait d'ânesse ou l'hellé-
bore, les graines de *gnidium*, la *colo-
quinthe*, la scammonée, l'*aloès*, l'eu-
phorbe, et autres drastiques, dont l'effet
pouvait être mortel : mais que dans le
dix-neuvième siècle, où la multiplicité
des ressources en médicamens permet
de varier la méthode curative à l'infini ;
où le médecin instruit et fort de ses
principes peut faire un choix qui dé-
cèle le génie, tantôt restreignant les
moyens, tantôt les multipliant, toujours les adaptant savamment aux cas
divers, aux différentes circonstances ;
que dans le dix-neuvième siècle, dis-
je, faute de savoir agir, on conseille
d'attendre ou de n'avoir recours qu'à
des demi-mesures ; c'est là ce qu'on a
droit d'appeler une méthode qui fait
faire un grand pas rétrograde à la médecine, qui la reporte bien avant l'âge

d'Hippocrate. » Je ferai observer que
l'art de la médecine consiste moins dans
la force des médicamens que dans une
sage application des préceptes, toujours
subordonnés aux vérités fondamentales
de la doctrine. Or c'est à cela préci-
sément que se rapporte la doctrine
d'Hippocrate. L'observation serait un
art à créer ; le sophisme et la présomp-
tion deviendraient l'argument avec lequel on prétendrait arrêter l'élan du
savoir, a dit M. *Baumes*, professeur
de Montpellier, au sujet de ses propres
ouvrages. « J'ai promis, ajoute-t-il, de
mettre mes travaux nosologiques en
opposition avec la nosographie de
M. Pinel, et au moment de l'entreprendre, j'ai balancé, parce que j'avais
à parler de moi-même ; mais j'ai bientôt senti qu'il le fallait, et, sous ce rapport, je dois avoir des droits à l'indul-
gence de quiconque lira ces lignes.

» Cet ouvrage, qui peut s'intituler *No-sologie étiologique*, ne contient que la classification des maladies ; l'étymologie des noms proposés et adoptés; la synony-mie des noms donnés aux maladies ; la bibliographie ou la liste des auteurs qui ont écrit *ex professo* sur chaque mala-die ; le caractère des genres, des espèces, des variétés; le tableau des formes que prend une même maladie, ou la même cause de maladie ; enfin quelques aper-çus sur le même mode morbide, ou sur les causes probables des maladies dérivées des changemens survenus dans la constitution organique des corps vi-vans. Il ne renferme ni le diagnostic, ni le pronostic, ni le traitement (ce sont par conséquent les mêmes repro-ches identiques faits au système de M. le docteur Pinel). Comment donc, ajoute le critique, M. Pinel a-t-il pu en in-férer qu'il offre un exemple dangereux

à suivre dans une science qui doit s'imposer la marche la plus sévère, puisqu'elle a pour objet la vie de l'homme
(tom. 1ᵉʳ, pag. 5o)? Quel reproche fondé
peut-on faire à une classification, même
arbitraire, quand elle n'influe pas sur
le traitement, mais seulement sur l'explication des phénomènes et des causes?
Si on ne peut pas en dire autant de la
nosographie de M. Pinel, son opinion
doit paraître suggérée ou par la prévention ou par l'injustice. (Extrait de
l'analyse critique, par M. Baumes,
professeur de Montpellier, dans son
ouvrage cité, p. CXXIV.)

Première objection concernant la nosographie philosophique.

« Dès que les fondemens d'une opinion
sont contestés (p. XLIV), que les faits qui
rtendent à les appuyer n'ont pas le ca-
actère de vérité qui les rend précieux

et authentiques, et que malgré cela on élève sur ses fondemens une doctrine générale, à coup sûr on fait un système. Quoique j'aie montré la versatilité de celui de M. Pinel, conclut son antagoniste, il n'en est pas moins vrai que c'est pour proscrire la pathologie humorale qu'il a donné à ses ordres de fièvres, des noms tirés de l'état incertain ou supposé des solides.

» En effet, c'est au moins un problème médical à résoudre, pour examiner la chose sans esprit de parti, laquelle de la pathologie des humeurs ou de la pathologie des solides, est la seule vraie ? Jusqu'à la solution, un nosographe, improbateur de tous les nosologistes, ne doit pas commencer à se trouver en défaut. Je l'ai déjà dit, dans la Nosographie Philosophique, les noms des fièvres portent sur un objet en contestation, sur un point systématique, puisque ces noms tirent leur source du siége du mal que M. Pinel met idéalement dans les solides ; tandis que d'autres, aussi idéalement, peut-être, mettent ce siége dans les humeurs. Cependant, puisqu'il faut à la médecine des bases solides ; aux histoires des maladies, des symptômes frappans, est-il plus analytique d'associer le nom d'une fièvre à celui d'une partie qu'on croit être le foyer de son action, que de l'unir à celui d'une humeur ou d'une matière dont on apprécie la dépravation, et qui est évidemment l'objet d'un travail dépuratoire et critique, tandis que les solides n'ont qu'à prendre l'impression que cette cause humorale a faite à leur sensibilité ou à leur irritabilité ?

Deuxième Objection.

» Mais la bile ou l'humeur biliforme

que la pathologie humorale indique
comme la cause des polycholies et des
fièvres bilieuses, ne prédomine point
dans le sang (Nosogr. Philos. , tom. I,
p. 104); M. Pinel fait donc semblant
d'ignorer que cette bile , dont il adopte
l'existence, l'action et la dépuration
quoique secondaires , n'a pas besoin
d'être dans le sang pour causer la fièvre
bilieuse, mais seulement inonder les
premières voies , comme la mucosité
les engorge dans les fièvres adéno-
méningées.

» Il ne faut pour cela qu'une bile altérée
dans ses principes constitutifs, devenue
acide, âcre , ammoniacale par la com-
binaison de quelques nouveaux principes; et on ne niera pas que la bile
ne devienne assez souvent telle qu'on
vient de l'indiquer. Cette bile , ainsi
dénaturée, l'est indépendamment de
l'altération de l'organe qui l'a sécrétée,

et, influant sur l'embarras gastrique,
elle devient la cause de l'irritation
febrile (Nosogr. Philosoph., tom. I,
pag. 107). La cause matérielle est toute
en médecine pratique, il est inutile de
s'éclairer plus clairement.

Troisième Objection.

» Mais vous dites (p. lxxx) que le sang
ne saurait acquérir aucun degré de putridité, parce que l'analyse chimique ne
trouve point de différence entre un sang
putride et une nature qui ne l'est point
(Nosogr. Philosoph., tom. I, pag. 195).
Effacez alors des pages de votre livre,
couleur verte du sang tiré des veines, ce
qui semble l'assimiler à la viande gâtée
(*ibid.*, pag. 194), odeur fétide des
excrétions, etc., etc. Le malade périt
en répandant l'odeur la plus fétide
(*ibid.*, tom. II, pag, 2). Et vous en

avez dit autant pour la bile : elle ne se trouve point d'après l'analyse chimique.

Le sang d'un malade affecté de la jaunisse ou ictère, et dont l'urine paraissait avoir une teinte de bile, a été reconnu pour ne différer nullement de celui d'un sujet sain ; et le sérum qui était aussi coloré qu'une forte infusion de safran, ne contenait qu'une matière colorante jaune, sans offrir aucun des élémens constitutifs de la bile (Nosogr. Philosoph., tom. I, pag. 107) ; mais elle a été retrouvée depuis lors, dans le sang des ictériques.

Or, Hippocrate a remarqué des jaunisses critiques toutes favorables avant le 7ᵉ jour, dans la fièvre ardente bilieuse, et dans le typhus ou fièvre putride. C'est donc parce que cette surabondance de bile s'était dissipée par une dépuration naturelle vers la peau, et qu'alors le foie et les mem-

branes de l'estomac n'étaient plus irri-
tés par le fluide biliforme, qui en est
alors chassé naturellement hors de la
circulation ; et ce sont des excrétions
bilieuses par les selles et le vomisse-
ment qui terminent le plus souvent les
fièvres ardentes bilieuses et putrides.

Mais quand M. Pinel a reproduit
comme siennes, les principales idées
émises par M. Baumes, relativement
aux scrophules, est-il bien démontré
que la doctrine chimique sur les fièvres
par le professeur de Montpellier, qui
lui a été ensuite reprochée par le
professeur de Paris, puisse mériter
quelque confiance à son savant antagoniste ? car il a inventé des classes de
fièvres sous les dénominations nouvelles de *surcalorinèses* et *descalorinèses*, d'*oxygénèses* et *désoxygénèses*,
de *phlegmoses* ; au lieu des inflammations *sanguine*, *bilieuse*, *putride*.

N'est-ce pas là un jeu de l'imagination
et un exemple dangereux à suivre quand
il s'agit de soumettre à des réflexions
sages, l'explication des phénomènes ou
symptômes des *maladies* produites 1° par
la réunion simultanée des effets de l'a-
crimonie de la bile sur les solides ;
2° par l'irritation des membranes des
viscères ou de ces organes eux-mêmes ;
3° par leur influence sur la circulation
en attirant les fluides sanguins et lymphatiques et en s'opposant à l'hématose
pour produire les hydropisies ; 4° enfin,
en décomposant directement le sang
et les humeurs , comme cela arrive à
la suite des miasmes délétères qui communiquent la contagion dans la fièvre
jaune et la peste.

Mais M. Pinel avait dit au sujet des
scrophules : Que dans cette maladie l'a-
cide phosphorique est trop abondant,
trop développé dans l'économie ani-

9*

male; qu'il se porte sur la substance des os pour en dissoudre le phosphate calcaire qui, absorbé par les vaisseaux lymphatiques, est ensuite diversement déposé ou disséminé dans diverses parties. Il en a dit autant pour l'explication des phénomènes de la goutte.

Pourquoi son habile antagoniste n'aurait-il pas eu le droit de nommer *surcalorinèses*, et *descalorinèses*, des classes de maladies où l'on considère la manière dont agit le calorique sur les corps vivans ? Pourquoi les suroxygénèses et les desoxygénèses ?

Mais la plus grave objection contre ce système, est la désoxygénation du sang par le gaz acide carbonique qui produit l'asphyxie et la mort; il y a dégagement de chaleur et couleur noire du sang ; en sorte que le calorique est en excès, même après la mort produite

par le défaut de respiration. Or,
comme on n'établit pas des proba-
bilités de classification de maladies
après la mort, il est évident que le
système chimique, fondé sur le calorique par excès ou par défaut, à raison
de l'oxygène pour classer les maladies
en ordres nouveaux, genres et espèces,
est encore frappé de nullité par sa base.
En effet, le calorique qui doit toujours
être en proportion de l'énergie vitale,
est ici en excès dans l'asphyxie, où il y
a absence totale du pouls, de respiration, de sensibilité et surtout d'irritabilité des muscles, du cœur et du poumon. Il en résulte encore que le système fondé sur les lois de la chimie
pour expliquer les phénomènes de la
combustion animale dans la respiration
pulmonaire, en vertu de l'oxygène,
est impossible, et aussi peu en harmonie avec les lois de la vie animale,

que les lois de la chimie le sont elles-
mêmes davantage avec les corps bruts.
Voilà pourquoi les expériences chimiques sont si peu satisfaisantes dans
les discussions physiologiques.

La troisième classe a été réservée
aux hydrogénèses, parce que l'hydro-
gène qui se rencontre ordinairement
associé ou combiné avec le carbone,
passe aujourd'hui pour fournir les bases
de la bile, de la graisse et du lait. En
donnant à cette classe le titre de *Maladies occasionées par une abondance,
une dépravation ou une dérivation de
la bile, de la graisse et du lait*, l'auteur de ce système a dit, pag. cxxxj
de son Analyse critique du système de
M. Pinel : Je tombais exactement dans
la pathologie vulgaire ; c'est ce qu'on
feint de ne pas voir. Les indications
des maladies de cette classe sont de ré-
primer, de corriger et de fixer, sur

leurs couloirs respectifs, les matières animales qui dérangent l'action des solides. Ces vues, celles de tous les vrais médecins, sont claires et essentiellement médicales ; et la dénomination allégorique d'une classe, ne peut jamais les faire méconnaître.

Dans la quatrième classe, il est question des azoténèses ; parce que l'azote étant le plus grand principe de l'*alkalisation* ou ammonication, il était fort simple de le faire servir pour désigner des maladies remarquables par une tendance à la putridité, ou si l'on veut, à la décomposition absolue de l'organisation. Avec une périphrase, exprimant des idées ordinaires, j'aurais dit : *maladies putrides et gangréneuses* ; et l'énoncé devenait à l'abri de toute contestation.

Enfin, la cinquième classe renferme les *phosphorénèses*, parce que le phos-

phore est le radical d'un acide bien
connu, qui, combiné avec la chaux,
même avec la soude, l'ammoniaque, etc.,
fournit une matière salino terreuse,
qu'on rencontre plus ou moins dans
toutes les parties organiques des animaux, et qui constitue la solidité de
tous les os. Les variations dans la qua-
lité et dans la quantité de cette terre
particulière, méritent sans doute d'être
prises en considération dans l'Histoire
des maladies ; mais pour ne pas dépas-
ser les idées ordinaires, il fallait les
faire connaître avec cette désignation :
*Maladies qui attaquent la contexture
des os, et qui déterminent une lésion
quelconque dans les parties des animaux qui leur sont analogues.*

»L'auteur termine ainsi : Toute réflexion est inutile ; aussi me hâtai-je de
finir ces préliminaires, que j'ai peut-

être trop prolongés; il n'y a que moi
qui sache combien ils m'ont coûté, et
c'était un aveu qui me restait à faire.
Mais en butte à d'injustes critiques,
ai-je pu garder le silence, (dit encore l'auteur d'un pareil système)
lorsque j'ai vu la médecine livrée à
l'incertitude et au système, sous les
apparences trompeuses de la candeur
et de l'amour de la vérité? Tous les
jours les hommes les mieux intention-
nés se laissent prendre à de tels dehors;
la science s'infecte de fausses doctrines
et de préjugés; et le pire est que les discussions nécessaires pour les signaler,
ne tournent malheureusement que
trop à son détriment. Ainsi la critique,
qui, dans toutes les sciences, en épure
ou en fortifie l'esprit, ne fait le plus
souvent, en médecine, que faire jeter
des racines plus profondes à l'entête-
ment et à l'erreur.

Dans mes fondemens de la science méthodique des maladies, tout est rattaché à la considération des causes. Dans la Nosographie de M. Pinel, l'auteur se fait une loi de la considération des organes.

Il est bien facile de voir que, système pour système, celui de notre célèbre professeur Pinel est bien préférable, non-seulement à la nouvelle nomenclature chimique des maladies, par M. Baumes, professeur de Montpellier, mais encore que la Nosographie philosophique de M. Pinel doit même l'emporter sur les autres classifications nosologiques; car l'état des organes, quoiqu'il échappe quelquefois à nos doctes recherches, il n'en est pas moins constamment annoncé en pathologie par des symptômes, qui indiquent clairement la lésion des fonctions ou

celle des tissus ; conséquemment, c'est là
le vrai but des recherches du physiologiste ou du pathologiste, quelles que
soient les causes qui aient donné naissance à la maladie et aux symptômes
qui la dessinent à nos yeux. Recueillir
ces symptômes dans un cadre méthodique, les ranger en classes, ordres, genres
et espèces ; telle doit être assurément la
marche d'un esprit juste et des médecins éclairés. Mais, il faut en convenir,
le siége particulier des fièvres angioténique, meningo-gastrique et adénomé-
ningée est-il bien placé dans les membranes des intestins, à une ou deux lignes
près de différence du siége de l'affection, pour exclure entièrement l'influence totale du sang, de la bile, de
la pituite et de l'atrabile ? je ne le crois
pas.

Comment ensuite concevoir des fiè-

vres adynamiques qui ont exclusivement leur siége dans les muscles et
point d'action sur le système de la circulation, qui est le premier de tous, le
plus profondément affecté dans les fièvres putrides? Comment encore admettre le siége exclusif des fièvres ataxiques
ou malignes, dans les nerfs et le cerveau, et la moelle épinière, à l'exclusion du système circulatoire, mais surtout sans la lésion particulière des
viscères et des intestins? Mêmes objec-
tions contre la possibilité de l'isolement
du siége des fièvres putrides dans les
muscles. Que sera-ce donc si l'on ne
veut admettre le développement de la
peste que dans la lésion plus ou moins
temporaire des glandes des aines, des
aisselles, du cou, sans une infection
particulière du fluide lymphatique qui
en est le siége, et qui communique directement avec les vaisseaux sanguins?

Mais si les fondemens de cette doctrine reposaient sur ces bases, ils seraient bâtis sur du sable ; ce n'est donc qu'en conséquence des symptômes de lésions des propriétés vitales, et des fonctions organiques, que l'on peut se former une idée de la justesse du langage nosologique. Ce sera toujours une tâche très-difficile ; mais revenons à la nomenclature chimique des maladies. Il est physiquement impossible de remonter aux causes morbides, en ne songeant qu'aux gaz provenant de la décomposition ou surcomposition des humeurs ; tout cela se démontre très-bien en chimie dans des fourneaux à réverbères pour y brûler les os, et en tirer du phosphore, de l'azote, de l'ammoniaque. Mais cette décomposition ne laisse absolument que le *caput mortuum* de la substance des os ; or il n'y a que dans les combustions humaines où l'analogie serait frappante.

Mais toute idée de classification nosologique est, en définitive, démontrée
impossible, quand il ne reste plus, pour
la démonstration des maladies du corps
humain, que des cendres.

Je réponds aussi au nom d'Hippocrate, au sujet des fièvres inflammatoires, qu'il n'est point l'auteur de la
Médecine d'expectation, et qu'au contraire il faisait une médecine très-ac-
tive, soit par le nombre des saignées
dans la fièvre ardente bilieuse et la fièvre
typhoïde, soit par les vomitifs ou les
purgatifs, soit par les ventouses scarifiées, les épithèmes, les épispastiques,
et les drastiques. C'est ce qui est démontré dans les livres des maladies ou des
affections, mais surtout dans les Traités
du régime dans les maladies aiguës et
des Aphorismes, où il condamne les
noms imaginaires imposés aux maladies.

Je dirai donc que l'opinion de M. Baumes relativement à Hippocrate, comme
l'ont soutenue avant lui la plupart des
médecins, en taxant ce père de la médecine d'expectant, est erronée et doit
paraître lui avoir été suggérée ou par la
prévention ou par l'injustice. J'ajoute
que les vrais fondemens de la médecine
pratique sont dans les écrits d'Hippocrate. Il ne me reste plus qu'à dire un
mot sur le nouveau système en vogue
concernant l'irritation, et son siége
invariable dans l'estomac pour donner
naissance à des gastrites, voire même
aux maladies de tous genres, et surtout
aux fièvres putrides ou adynamiques
contagieuses et non contagieuses, et
aux fièvres nerveuses ataxiques continues, contagieuses et non contagieuses, sans en excepter même les intermittentes double-tierces et quartes,
pernicieuses et non pernicieuses; en

sorte qu'il n'y aurait plus de traités de
pyrétologie, comme ouvrages classi-
ques ou monographiques, ni de métho-
des nosologiques ou nosographiques ;
tout étant ramené à un principe unique,
savoir : l'inflammation dont le siége est
tantôt dans le ventricule et tantôt dans
le premier des intestins, pour en former, en définitive, des gastrites, des
duodénites, des inflammations et sub-
inflammations qu'il serait toujours facile de combattre par des sangsues et des
saignées. On voit du reste que c'est aussi
un exemple dangereux à suivre, et qu'il
faut commencer par étudier avec exactitude le diagnostic et le pronostic des
maladies dans les écrits hippocratiques.
C'est ici d'après le propre témoignage
des deux plus célèbres professeurs des
écoles de Paris et de Montpellier,
qu'Hippocrate est encore le plus croya-
ble.

———

OBSERVATIONS

SUR

LES REPROCHES FAITS A HIPPOCRATE,
ET QUI ONT RAPPORT A L'ANATOMIE ET A LA
PHYSIOLOGIE.

« Hippocrate considérait le cerveau
» comme un organe spongieux destiné
» à absorber l'humidité du corps ; il
» n'eut point connaissance des *nerfs*, et
» quand le mot nerf se trouve dans ses
» écrits, c'est pour désigner les tendons,
» les ligamens et en général divers tis-
» sus blancs. De son temps, il était
» presque impossible d'acquérir, en
» Grèce, des notions un peu précises sur
» l'organisation intérieure de l'homme.

» Toutefois Hippocrate ne négligea pas
» d'étudier tout ce qui pouvait se con-
» naître sans le secours des dissections ;
» la pratique des opérations chirurgi-
» cales et le traitement des maladies
» des os, devant lui fournir assez sou-
» vent l'occasion de faire des observa-
» tions d'ostéologie ; aussi est-ce de
» toutes les parties de l'anatomie, *celle*
» *dans laquelle il est le moins loin de*
» *la vérité.*

» La physiologie d'Hippocrate ne
» vaut guère mieux que son anatomie;
» elle est fondée en grande partie sur
» la théorie des quatre élémens, et sur
» leurs propriétés : le chaud, le froid,
» le sec et l'humide; c'est un système
» tout à *priori*, une *œuvre d'imagina-*
» *tion*. Mais aussitôt qu'on arrive à
» l'hygiène, on voit reparaître le grand
» observateur, on trouve des réflexions
» aussi justes que profondes sur l'in-

» fluence des climats, des saisons, des
» alimens. » (Il n'est nullement fait ici
mention du diagnostic et du pronostic
des maladies, ni de leur description.)

« On doit à Hérophile la découverte
» de ce fait capital, que tous les nerfs
» viennent aboutir au cerveau, soit mé-
» diatement, soit immédiatement, par
» le moyen de la moelle épinière.

» Erasistrate eut connaissance des
» valvules intérieures du cœur, et dé-
» crivit les valvules *triglochynes*; c'é-
» tait encore un acheminement vers la
» connaissance de la circulation. Ce-
» pendant il n'y arriva point, et un
» intervalle de plus de dix-sept siècles
» s'est écoulé entre *sa découverte* et
» celle d'Harvey. »

Je prouverai bientôt que toutes ces
découvertes existaient relativement à la
distinction des artères, des veines, des

nerfs, des tendons, de l'origine des vaisseaux et des valvules du cœur ; enfin
je démontrerai que la sensation et le
mouvement placés à juste titre dans
les nerfs de la moelle épinière et du cerveau, de même que l'isochronisme du
pouls inhérent au cœur, sont clairement indiqués dans les ouvrages d'Hippocrate. La théorie sur l'incubation
de l'œuf et la germination des plantes,
attribuée à Aristote, se trouve encore décrite dans les ouvrages d'Hippocrate. Pour s'en convaincre, il faut
lire le traité intitulé *De naturâ pueri.*

« Le premier, Praxagoras, dit M.***,
a fait voir que le pouls a *son siége dans
les artères* ; Hippocrate l'a fait remarquer le premier, en l'indiquant au *poignet* et aux *tempes* dans ses pronostics
sur les fièvres. Les médecins, il est vrai,
dès le temps d'Hippocrate, et même
long-temps avant, faisaient usage des in-

dications du *pouls* ; mais ils ne se rendaient point compte de l'origine de ce *mouvement*. Hippocrate a donné le nom de *période*, de cercle ou de circuit au mouvement circulaire par lequel le sang est apporté aux diverses parties et en est rapporté au cœur, par deux ordres de vaisseaux qu'il a distingués nettement, en *artères* et *veines*. Et il a poussé plus loin cette communication directe entre les diverses parties du corps humain, en annonçant que le sang de l'utérus provenait de la masse générale du système sanguin de la femme, tandis que le fœtus se nourrissait, par le cordon ombilical, de la partie la plus pure de ce fluide, élaboré par ses organes, au fur et à mesure qu'il approchait de son terme.

On dit encore : les médecins, il est vrai, faisaient usage des indications du pouls, mais ils ne se rendaient point compte de l'origine de ce mouvement. Je viens de prouver que par le terme de *cercle*, de *période* ou de *circuit*, très-bien défini dans les ouvrages d'Hippocrate, le mouvement du sang était connu. Les saignées révulsives et dérivatives n'étaient que la conséquence de cette connaissance du mouvement circulaire du sang, des extrémités au centre, et du centre aux extrémités. Ce serait à peu près comme les longs circuits d'un fil roulé autour d'un fuseau, à cause des contours et détours des veines; c'est encore cette comparaison dont s'est servi Hippocrate. Mais, d'ailleurs, il n'a point parlé du cours du sang d'une manière vague, puisqu'il l'a nettement et matériellement caractérisé par ces mots, αἵματος περίοδος, en le comparant aux fleuves et fontaines qui arrosent la terre; de même qu'il a nommé fleuves et fontaines de la vie les veines et les artères qui se rendent au cœur et au poumon. Il n'est donc pas possible de refuser au père de la médecine la connaissance du cours du sang ou de la circulation, puisqu'il l'a ainsi désigné dans ses ouvrages. Praxagoras, qui fit cette découverte du pouls (c'est Hippocrate), n'eut cependant pas l'idée de la circulation. Eh bien ! il était moins avancé alors que ses prédécesseurs ; conséquemment, il n'a pu être le chef de l'école d'Hippocrate. Deux autres médecins plus connus encore sont *Hérophile* et *Erasistrate*, qui l'un et l'autre vécurent principalement en Egypte. Hérophile, né en Chalcédoine, était de la famille des *Asclépiades* ; il fut élève de *Praxagoras*, *que l'on fait disciple d'Hippocrate*, et devint par la suite médecin de Ptolémée fils de *Lagus*.

C'est à lui qu'appartient le mérite

d'avoir reconnu dans les nerfs les *organes* de la *sensation* et de la *volonté*. Il est facile de se reporter au Traités de la Maladie sacrée ; on y reconnaîtra clairement qu'Hippocrate, après avoir reconnu le cerveau comme le siége des sensations et de la volonté, a indiqué les organes des sens, dont le siége est rapporté au cerveau.

(Dictionnaire de biographie des sciences médicales, art. *Hippocrate*, t. V :)

« Galien attribue à Hippocrate la
» gloire d'avoir élevé l'anatomie au
» rang des sciences, et prétend même
» que les Asclépiades étaient déjà fort
» habiles dans cet art ; c'est principa-
» lement d'après son autorité que *Du-*
» *laurens*, *Triller*, *Pons de Santa*,
» *Cruz*, *Kestner*, *Riolan*, *Hartmann*,
» *Almeloveen*, *Gazpad de los Reyes*,
» *Cagnat*, *Lange*, *de Haller*, *Dacier*,
» *Drelincourt*, et quelques autres en-

» core ont soutenu avec chaleur qu'Hip-
» pocrate avait beaucoup disséqué et
» contribué puissamment aux progrès
» de l'anatomie. *Vander Linden* n'a
» même pas craint de lui accorder la
» connaissance de la circulation du
» sang, découverte par *Cesalpin*; tandis
» que de leur côté *Caltier*, *Almeloveen*
» et *Linden* ont soutenu qu'il avait déjà
» entrevu les vaisseaux chylifères. Tou-
» tes ces assertions annoncent un dé-
» faut absolu de critique dans ceux qui
» les ont mises en avant. Il y aurait
» certainement de l'absurdité à refuser
» toute espèce de connaissances anato-
» miques à Hippocrate ; mais il y en a
» bien davantage à lui accorder gratui-
» tement un savoir que les usages de la
» Grèce le mettaient dans l'impossibi-
» lité d'acquérir. On peut dire, sans
» craindre d'être *démenti* par aucun
» *fait positif*, qu'Hippocrate n'a jamais

» disséqué de cadavres humains ; ses
» ouvrages le prouvent à chaque pas,
» et les mœurs des Grecs ne le lui
» auraient pas permis, quand même il
» se serait élevé, sous ce ra port , au
» dessus des préjugés religieux, qui
» *aveuglaient la masse de sa nation.*
» Si les Égyptiens, chez lesquels l'usage
» d'embaumer les corps fournissait
» journellement l'occasion de porter
» sur eux l'instrument *tranchant ,*
» étaient assez ignorans en anatomie,
» pour croire qu'il y eût un nerf , qui
» s'étendait depuis le cœur jusqu'au
» quatrième doigt, combien plus en-
» core ne devait-on pas l'être en Grèce,
» où toute violation des *morts* passait
» pour un sacrilége, pour une profa-
» nation punissable, d'après les lois
» sévères de Solon. Mais poursuivons.
» Hippocrate fut assurément moins
» versé en anatomie qu'Aristote ; et ce-

« pendant l'on n'est pas bien certain que
» le philosophe de Stagyre ait ouvert
» un seul cadavre humain. Tout ce que
» put faire l'illustre médecin de Cos ,
» ce fut de disséquer des animaux , à
» l'exemple d'Empédocle , d'Alcméon
» et de Démocrite.

» L'ostéologie seule lui offrait quel-
» ques facilités dont il ne manqua
» pas de profiter ; aussi a-t-il décrit les
» os de la tête et des *extrémités* avec
» beaucoup d'exactitude , et même in-
» diqué les caractères auxquels on peut
» reconnaître les os de l'homme d'avec
» ceux de la femme ; mais dans toutes
» les autres parties il était *d'une igno-*
» *rance profonde* , et l'on reconnaît
» clairement qu'il n'avait qu'une idée
» vague et superficielle de *l'organisa-*
» *tion de l'homme.* Il n'en avait aucune
» de ce que nous appelons un *muscle* ,

10*

» et *confondait les artères et les veines*
» ensemble sous la dénomination com-
» mune de vaisseaux : φλὲψ. Car le mot
» ἀρτηρίη désigne toujours la trachée
» artère dans ses *ouvrages.* «Ceci prouve
qu'on ne les a pas lus. » Il ignorait que
» les nerfs *fussent les conducteurs des*
» *sensations :* le mot νεῦρον lui servait
» pour désigner les parties *blanches* et
» *tendineuses ,* ainsi que les *ligamens.*
» Tous ceux des ouvrages qu'on lui
» attribue, dans lesquels on ne trouve
» pas ces *erreurs caractéristiques,* sont
» *apocryphes;* ils sont les plus nom-
» breux : d'où l'on voit quelle idée on
» doit se former des longues digressions
» auxquelles certains historiens , *dé-*
» *pourvus de goût* et *de critique ,* se
» sont *livrés* pour exposer l'état des
» prétendues connaissances anatomi-
» ques d'Hippocrate, puisées, comme
» elles doivent l'être, dans les seuls

» traités authentiques du médecin de
» Cos. Ces connaissances se réduisent
» presque à rien, et embrassent plus
» d'erreurs que de vérités. »

Hippocrate passe pour être le premier qui ait introduit la théorie des quatre élémens dans la physiologie ; ce qu'il y a de certain, c'est que l'auteur du Traité de la Nature de l'homme ; qu'on lui attribue, combat la théorie de Xénocrate et de Mélissus, qui faisaient provenir tous les corps d'une seule matière primitive, et pose en principe qu'ils sont produits par l'assemblage des quatre élémens, l'eau, la terre, le feu et l'air. A la vérité Empédocle admettait déjà quatre élémens dans tous les corps, mais il ne les faisait résulter que de leur simple rencontre ou juxta-position, tandis que l'auteur du traité dont il s'agit prétendait qu'ils devaient naissance à leur mélange intime.

Hippocrate n'a parlé que des quatre humeurs, savoir le sang, la bile, la pituite et l'atrabile, comme principes de pathologie, subordonnés au principe vital. Au reste, d'après toutes les apparences, c'était moins ces élémens eux-mêmes que leurs propriétés et qualités, qu'il regardait comme les causes de tous les phénomènes de la nature. En effet, le principe de la vie n'était pas à ses yeux le feu pur et matériel, mais la chaleur innée dont il croyait l'essence supérieure à celle du feu proprement dite. Ces idées annoncent l'enfance de la *bionomie*. On ignore si le père la médecine admettait réellement quatre qualités dans le corps. Le mot de nature, pour certains sténographes, ne signifiait dans sa langue que l'ensemble des

forces radicales de l'économie vivante,
qu'il supposait agir d'après des lois
immuables et nécessaires.

Les idées raisonnables d'Hippocrate
ont été étrangement défigurées ; d'une
part, Stahl a transporté à l'âme tout ce
que le père de la médecine avait dit de
la force médicatrice ἐνορμῶν ; Vanhelmont le répéta de l'archée ; Barthez
du principe vital ; Bichat des propriétés vitales : avec cette différence, que ces
deux derniers n'ont point vu, dans la
réaction organique qui résiste à l'action d'une cause morbifique, le résultat
d'une résolution , d'une volonté ,
d'un jugement : tandis qu'aujourd'hui
M. Lordat range les maladies au nombre des idées du principe vital.

Avant ce système, M. Baumes, de
Montpellier, avait attribué tout le sys-

tème de l'économie aux affinités chimiques ; et il avait inventé des termes nouveaux. Un médecin a parlé du *rationalisme* pur ; à quoi il n'y aurait plus rien à objecter à ceux qui n'ont pas lu les ouvrages d'Hippocrate. Quoi ! sur une misérable distinction de mots synonymes dans les écrits du père de la poésie, dont l'autorité même n'a jamais été méprisée en chirurgie (je veux parler d'Homère cité par Hippocrate, qui lui aura sans doute emprunté métaphoriquement les termes de τενων pour νευρον et de φλεψ pour αρτηρια), il nous faudra renoncer à toutes les observations et aux immortels préceptes du père de la médecine? Encore ne sommes-nous pas bien convaincus, disions-nous, si le père de la médecine n'aurait peut être pas voulu imiter Homère, qu'il a , dis-je , cité dans son *Traité des articles*. Mais par un merveilleux accord d'érudition, le plus grand poëte a relevé le mérite de la patrie du plus grand médecin, la nommant dans son chef-d'œuvre (*l'Iliade*), et désignant spécialement l'île de Cos comme l'habitation des savans ou des gens de bon ton. Mais quelle misérable objection que celle de supposer que le *Traité des luxations*, renfermant des principes très-remarquables d'angiologie, ne doive plus, par cela même, appartenir à notre célèbre auteur ! il serait au moins le fruit des travaux de ses ancêtres. Mais si les rédacteurs ont reconnu que le *Traité des fractures* renferme des élémens de chirurgie, indispensables à connaître presqu'aussitôt que l'on débute dans la pratique de cet art ; il est au moins aussi évident que le Traité des Articles ou des Luxations, où se trouvent des détails plus étendus sur les fractures plus compliquées, a dû nécessairement ètre précédé de traités plus simples d'ostéologie, de myologie et d'angiologie. Il serait impossible de décider à *priori* s'ils sont du même auteur? Toutefois, le seul raisonnement indique déjà que les luxation devaient ordinairement avoir lieu plus souvent que les fractures ; surtout dans les jeux gymniques, très-usités chez les Grecs : ceci fait pencher la balance en faveur de notre célèbre maître, qui réunissait la chirurgie à la médecine, dans le domaine de l'art de guérir.

La distinction entre les tendons et les ligamens est ici telle, qu'il suffit pour s'en convaincre d'ouvrir le Livre des Articles ou Luxations et des Fractures ; ainsi, par exemple, le fort ligament qui attache la tête du fémur à la cavité cotyloïde est indiqué par l'auteur, qui nécessairement a fait ainsi de l'anatomie ; car il a parlé des cartilages du genou qui reçoivent les condyles du fémur ; de la cavité glénoïde qui s'articule avec la tête de l'humérus ; de l'omoplate ; des condyles de la mâchoire inférieure fixés supérieurement par les tendons des muscles masseters et crotaphytes, que jamais il n'a confondus avec les nerfs. Les ligamens sont ici tellement distincts, pour les capsules synoviales, que la perspiration y est clairement indiquée ; enfin, les cartilages des côtes, la partie tendineuse du diaphragme, les cartilages intervertébraux ; les épyphyses et apophyses des os sont nettement décrits dans ce traité.

On ne confondra donc jamais sous le nom de parties blanches, les ligamens, les nerfs et les tendons, dans les écrits hippocratiques, pour peu qu'on ait l'habitude du grec, quoique des termes synonymes puissent tromper ceux qui n'y sont point accoutumés. Or, ce n'est pas un motif d'accuser, *ab irato*, d'une ignorance grossière en anatomie non-seulement Hippocrate, mais ses prédécesseurs ou ses ancêtres. D'ailleurs, il peut se faire encore que le père de la médecine ait voulu lui-même imiter le père de la poésie, en conservant des termes synonymes que la sagacité de l'anatomiste lui fait aisément deviner. La preuve que les nerfs qui donnent le mouvement aux muscles sont distincts de ceux du sentiment, suivant Hippocrate, se tire des Pronostics. Les fractures de la mâchoire inférieure et de l'olécrâne sont suivies de convulsions, par le tiraillement des nerfs brachiaux et des muscles crotaphytes ou temporaux. Dans les chutes sur la tête et sur la moelle épinière, il y a paralysie des bras, ou des extrémités inférieures , de l'intestin rectum et de la vessie ; si on coupe un gros nerf ou un tendon, il y a paralysie ; celle-ci survient par la section des têtes des gros muscles. L'auteur en a fait un précepte d'éviter le trajet des gros nerfs, des gros vaisseaux et des tendons dans les grandes opérations. Quant à la physiologie, si l'on en veut faire une sorte de spéculation pour décrire avec complaisance le jeu des organes, sans doute, nous ne trouverons rien de ce genre dans Hippocrate : si en outre on cherche des descriptions anatomiques des organes, de manière à pousser les dissections et les injections jusqu'aux plus petits vaisseaux ; si l'on cherche à connaître leurs moindres ramifications, ou les plus petites branches de nerfs, il est évident que nous ne trouverons aucun de ces détails dans Hippocrate. Mais je ferai remarquer en-

suite qu'il y a eu plusieurs traités
égarés ou perdus : soixante livres ou
traités. Il est probable que chaque partie du corps humain s'y trouvait décrite. Quoi qu'il en soit, le cerveau est
l'organe du sentiment et de la vie, le
siége de l'âme et des facultés de l'entendement. L'auteur s'est très-agréa-
blement moqué de ceux qui ont placé
l'âme dans le centre phrénique; sans
nier pourtant l'influence des passions,
de la joie, de la terreur sur cette région. Enfin, les grands principes de
physiologie, pour l'explication de la
fièvre et des inflammations, y sont exposés clairement. L'influence des quatre
humeurs n'est point du tout en raison
directe des quatre élémens, comme on
l'a dit du chaud, du froid, du sec et
de l'humide; mais bien par rapport à
la prédominance de l'une de ces humeurs dans le corps humain, au prin-

temps, en été, en automne ou en hiver.
Il y a des maladies qui se développent
dans le cours des saisons, et suivant les
âges, les climats, les lieux, les sexes,
les passions, le régime de vie. Vouloir
attribuer la doctrine des élémens à Hippocrate pour nier ses connaissances
physiologiques uniquement fondées
sur le principe vital, ce n'est pas seulement une absurdité, mais une calomnie indigne de toute réfutation.
Cela prouve qu'on n'a pas lu. Ainsi, il
est matériellement vrai que l'air, le
feu, la terre et l'eau sont les principes
de tous les êtres ; mais leur combinai-
son avec nos humeurs influent à raison
des saisons chaudes ou froides, sèches
ou humides, des alimens, des boissons,
des sexes, des climats, des passions.
La chaleur s'allume dans le sang par les
fortes passions de l'âme, par les boissons spiritueuses, par la chaleur de

l'été ou du printemps ; par des alimens très-âcres ou très-succulens, des exercices excessifs, des courses. Le sang se décompose ou se corrompt quand il s'épanche hors de ses vaisseaux ; il s'engorge dans les chairs, les distend outre mesure, les rompt. Il y a des fièvres avec crachement de sang, des sueurs ; des maladies s'engendrent intérieurement par la décomposition ou fermentation des humeurs. La bile s'exalte en été ; elle enflamme les parties sur lesquelles elle se jette à l'improviste ; elle se mêle au sang, produit des fièvres malignes très-graves et des sueurs froides.

L'atrabile rend les humeurs plus acrimonieuses ; et si elle se jette à la peau, elle produit une foule de dartres, de furoncles, la gale, les dartres, la lèpre. Cette humeur est chaude et âcre de sa nature comme la bile. La pituite, qui n'est que l'excès de la partie blanche sur la partie rouge du sang, peut d'ailleurs être viciée par les altérations transmises au sang, et qui engendrent aussi des fièvres plus ou moins longues et dangereuses. La perspiration des viscères en est interrompue, et l'hydropisie se déclare ; ou bien de trop grandes sueurs dessèchent et apauvrissent ce fluide : enfin, le scorbut, les fièvres putrides et malignes, sont une suite de la décomposition du sang par une fermentation excessive des humeurs. Les miasmes venus du dehors, et transmis soit par le contact immédiat ou par la respiration, sont la voie ordinaire de communication des maladies pestilentielles et contagieuses, soit par l'air, soit par les corps malades ou par les choses infectées. Les maladies héréditaires sont presque toutes organiques, et ne cèdent pas aux moyens thérapeutiques ordinaires.

Les affections accidentelles des viscères peuvent naître d'une infinité de
causes ; les chutes, les efforts, les coups,
les contusions, les ébranlemens violens, les efforts intérieurs, sont des
causes éloignées déterminantes ou oc-
casionelles d'abcès, de dépôts, de fièvres lentes, de phthisie. Les moyens
prophylactiques tendent tous à éloigner
ces causes ou à les rendre moins actives
par les saignées ou par le régime, les
bains, les cataplasmes.

Les virus, les morsures et piqûres
des animaux venimeux, prouvent clairement que le sang peut être décomposé et vicié soit lentement, soit subitement ; le scorbut et la fièvre maligne en sont des preuves. Enfin le
rhumatisme et la goutte sont en général des maladies produites par l'altération de la lymphe ou de la partie blanche du sang, qui produit le cancer et les

écrouelles. La vitalité plus ou moins altérée n'est que le résultat des accidens. Les vices des humeurs sont transmis originairement comme certaines maladies nerveuses des affections organiques. Comment prétend-on guérir toutes ces maladies, aujourd'hui, uniquement par des sangsues, ou par quelques découvertes modernes, en renversant tous les principes anciens? Il y a une foule de réclamations qui s'élèvent de toutes parts contre un système de déception qui tend à priver de l'instruction, la génération actuelle, pour embrasser des chimères. Enfin, les préventions sont si puissantes dans cette soi-disante réforme qui répugne à la raison et au bon sens, qu'il suffit maintenant de se montrer devant les jeunes gens et d'ouvrir un livre des Aphorismes, et d'en expliquer une ou deux sentences en grec, pour entendre mur-

murer des plaintes de toutes parts,
comme si l'on vivait dans les plus épaisses
ténèbres ou dans la plus coupable bar-
barie! Il faut cependant faire justice de
pareilles offenses. C'est être réellement
en dehors de la civilisation européenne.

Voyons si Hippocrate a fait quelque
expérience pour s'assurer du phénomène unique du cours du sang : que
si l'on demandait à l'un de ces hommes
qui ouvrent journellement des animaux et les égorgent, ce qu'ils ont
trouvé dans la poitrine, ils répon-
draient qu'ils y ont vu le cœur et rien
de plus. Si on leur demandait ce qu'il
y a de remarquable dans ce viscère qui
est creux, et quelles sont ses fonctions,
il n'en est pas un seul qui répondît
juste sur la première question : quant
à la seconde, tout le monde sait que
nous vivons, parce que le cœur se con-
tracte; or, il n'y aurait qu'Hippocrate

qui serait le plus ignorant des hommes.
C'est toujours l'absurde qu'il faut soutenir, pour être d'accord avec ceux
qui n'ont pas lu. Mais voici comment
il a décrit le cœur : Ce viscère a la
forme ronde, mais plus oblongue dans
l'homme que dans les autres animaux ;
il est enveloppé d'une membrane
mince qui contient de l'eau semblable
à l'urine : il est situé au centre des
poumons, sur la surface tendineuse
du diaphragme, obliquement de droite
à gauche, de manière que ses batte-
mens se font sentir au dessous de la
mamelle gauche, entre la troisième et
la quatrième des vraies côtes. Voilà
pour la position.

Quant à la structure : Le cœur a
deux ventricules, séparés dans son intérieur, de l'un et de l'autre côté, et
qui ne se ressemblent point entièrement : les ventricules droit et gauche

communiquent avec les oreillettes, et envoient le sang artériel soit au poumon, soit aux diverses parties du corps. De l'épuisement des vaisseaux sanguins, soit par la saignée, soit par la diète, soit par les sueurs et les selles, dépendent les lipothymies, les faiblesses, les kénéangies, les syncopes et la mort. Or c'est par les alimens et les fortifians, avec le vin, les amers et les toniques, que l'on parvient à ranimer le principe vital. A-t-il jamais été question du froid, du chaud, du sec ou de l'humide, dans tout cela ? Hippocrate lui-même s'en moque dans le Traité de la Nature de l'Homme ; et il démontre qu'en se basant sur ces données pour pratiquer la médecine, on arrive à l'absurde. Donc, les forces *vitales* étaient bien évaluées avant tout; et il n'est nullement question du froid, du chaud, du sec et de l'humide. Bien au contraire, je le répète, Hippocrate s'est moqué des élucubrations des philosophes et de leurs systèmes, notamment sur le chaud, le froid, le sec et l'humide ; il suffit de lire le Traité de l'Ancienne Médecine, pour connaître sa doctrine. S'il parle des humeurs, c'est encore pour s'opposer aux divagations de certains médecins de son temps, qui voulaient réduire toutes les maladies à un genre unique de *fièvre*, comme on le voit dans le traité *De Flatibus*. C'est pourquoi il a écrit son livre sur les humeurs. Il conclut qu'il ne devrait y avoir qu'un seul genre de médication, s'il n'y avait qu'un seul genre de fluide sanguin ou bilieux ; qu'alors ce ne serait plus la vie qui serait trop courte, mais l'art que l'on apprendrait trop vite. C'est toujours en ramenant, en peu d'instans, ses adversaires à ces conséquences du simple raisonnement, qu'il leur oppose l'expérience médicale. A la vérité ce n'est plus cette expérience empirique, qui ne voit que les analogies et les cas semblables; mais cette nécessité d'étudier les lois de l'économie animale par la connaissance même de l'anatomie, que l'on a refusée si gratuitement au père de la médecine.

La différence notable entre la structure de l'œsophage et du larynx, pour le passage de l'air et des alimens, témoigne, dans le petit opuscule sur l'*Anatomie* ou la dissection, non *d'une* parfaite connaissance de la physiologie, mais des objets les plus importans. Cet opuscule fait aussi partie de ce volume. Enfin, la lettre de Démocrite à Hippocrate, sert ici de complément sur l'ensemble des fonctions, au moins pour en avoir une idée *historique.*

Quant au complément des preuves
anatomiques d'Hippocrate ; les Traités
des Plaies de tête, des Fractures et des
Luxations, au moins aussi anciens qu'aucun autre, sont attribués aux ancêtres
de notre auteur, et à ce père de la médecine. Ils nous paraissent donc mériter toute l'attention des hommes in-
struits. J'ai dit que la chirurgie avait dû
nécessairement fixer l'attention d'Hippocrate ; et, en supposant qu'il ne fût
pas directement l'auteur de tant de
traités publiés sous son nom, ceci
prouverait au moins qu'il dut les avoir
étudiés ; que si le traité des fractures
appartient aux Asclépiades de Cos,
toute objection sur le défaut des
connaissances anatomiques tombe ici
d'elle-même ; que si les luxations ont
lieu aussi souvent que les fractures, la
priorité de l'un ou de l'autre traité est
peu importante. Mais j'ai dit qu'il

devait arriver bien plus souvent, dans les gymnases, des entorses et des dislocations ou luxations des membres que des fractures. La cause en est évidente ; c'est que les lutteurs et les athlètes se prenaient corps à corps et se culbutaient sur le sable ; l'équitation, le ceste et la palestre devaient aussi occasioner des fractures. Donc ces accidens se renouvelaient fréquemment, avec le danger des hémorrhagies, et tout ce qui accompagne les violentes contusions. Mais les dards, les flèches et les traits, et tous les instrumens destinés au combat des guerriers, faisaient encore des blessures plus graves, et nécessitaient les opérations de chirurgie les plus cruelles.

Or Hippocrate a dit que du cœur partent les racines des veines ; que des ventricules s'échappent les

fleuves et fontaines de la vie, qui conservent la nature de l'homme, et que,
lorsque ceux-ci se tarissent, il meurt.
En outre, il fait dériver aussi du cœur,
l'artère aorte, qui renferme plus de
chaleur que la veine cave; et il ajoute
que l'artère est le réservoir de *l'esprit*;
qu'il y a dans le corps d'autres veines,
outre ces deux principales. Quant à
celle qu'on a dit avoir la plus grande
cavité et être attachée au cœur, elle
traverse tout le ventre et le diaphragme, et se partage à l'un et à l'autre rein
vers les lombes : de même qu'au dessus
du cœur cette veine se divise à droite et
à gauche, en montant à la tête à chaque
tempe. On peut y adjoindre d'autres
veines qui sont aussi fort grandes ;
mais, pour le dire en un mot, toutes les
veines sont dispersées par tout le corps :
celles-ci viennent de la veine cave et de
l'artère aorte, et celles -là proviennent

directement du cœur. (Hippocrate, Traité des Chairs.)

Le cerveau est situé immédiatement au dessous du vertex, ou synciput ; c'est pourquoi les plaies sont ici plus dangereuses que dans toute autre partie de la tête, parce que le crâne est moins épais ; et que le cerveau reçoit plus directement les effets de la commotion, des coups, des chutes, des plaies et blessures. Les blessés périssent aussi plus promptement. Il est fait mention, dans les Epidémies, de plusieurs observations de fracture du crâne, et notamment dans le cinquième livre, d'un homme non trépané à temps, parce que la fracture fut méconnue, étant située sur les sutures ; d'autre part, il y a la citation d'une jeune fille qui périt presque subitement de convulsions, à la suite d'un coup du revers de la main sur la tempe par l'une de ses compagnes, en jouant avec elle ; ainsi l'observation se joint toujours aux faits consignés dans les ouvrages du père de la médecine.

De la pierre vésicale.

La maladie commence, dit-il (page 220), par les reins, en suivant le trajet des grosses veines, qui communiquent avec les gros vaisseaux qui descendent de la tête et du cou à la poitrine, le long de la colonne épinière, et passent ensuite à travers le bassin, descendent le long des cuisses, aux jarrets, puis aux jambes, et finissent aux malléoles externes. Il faut un peu aider à l'interprétation, selon l'esprit de l'auteur ; mais il est évident que, lorsqu'il parle de la bile et de la pituite absorbées par les veines, il n'indique pas une chose impossible ; il parle ensuite du passage du sang dans les reins, par les vaisseaux qui reçoivent le sang de tout le corps ; c'est ici la source de l'hématurie ou des hémorrhagies rénales. La manière dont se forme la pierre dans la vessie n'est plus une suite d'hypothèses, ni d'explications insolites. On voit que l'auteur reconnaît, dans le Traité des Affections internes (p. 215), l'hématurie produite par des calculs, dont l'excrétion se fait en même temps par la vessie ; avec une douleur aiguë dans les reins, les lombes et les testicules, dans la direction du rein malade. Alors il y a excrétion fréquente de l'urine, constriction ou strangurie, et enfin suppression complète, ou rétention, ou excrétion de matière sablonneuse ; et lorque cela a lieu, le passage s'en faisant dans le canal de l'urèthre, on ressent une forte douleur à l'extrémité du méat urinaire, après quoi la douleur cesse, et ensuite revient. Et tandis que l'urine sort, le malade frictionne ou se frotte le gland. Le vulgaire des médecins, dit l'auteur, ne connaissant pas la maladie, aussitôt qu'il voit un calcul ou gravier, pense que la vessie est attaquée de la pierre ; ce n'est point la vessie qui en est réellement attaquée, mais le rein. — Page 215. S'il y a un abcès externe, et que le rein forme une tumeur au-dehors, l'auteur conseille d'en faire l'ouverture avec l'instrument tranchant, après avoir fait prendre des bains et appliquer des émolliens, des cataplasmes, puis administrer intérieurement les lithontriptiques, c'est-à-dire, les médicamens propres à chasser les graviers par les urines, après l'extraction du *pus* et du *calcul* par l'*incision*. Il n'y a ici aucune teinte d'ignorance grossière en anatomie et en physiologie. Les Aphorismes et les Pronostics d'Hippocrate sont en parfaite harmonie avec ces principes. Il parle ensuite d'ulcération qui favorise l'écoulement du pus par le rectum. Ceci peut avoir lieu par l'intestin colon, et le pus peut se vider ainsi par le bas. Des adhérences peuvent se former, et l'abcès se cicatriser intérieurement ; mais il y a danger de phthisie rénale. Pag. 217. En cas d'ulcère, il y a des douleurs aux lombes, à la vessie et au rectum et dans le rein, avec des foyers de pus très-rapprochés. L'auteur recommande la diète et l'usage du lait pendant cinquante-cinq jours ; il annonce alors une amélioration en suivant ce régime. Il a parlé des abcès des reins qui viennent d'efforts, de fatigues, de courses, et qui devaient arriver souvent dans les gymnases. Il a dit à ce sujet que les veines se rompent, et que le rein se remplit de

sang ; que dès lors on urine du sang,
puis du pus ; que le repos guérit ; mais
que si l'on se fatigue encore davantage, il se forme un abcès interne, qui
d'ailleurs peut devenir externe et se
rapprocher de la colonne épinière : on
peut l'ouvrir alors par l'incision, en
pénétrant profondément jusqu'au rein.
Ce précepte est important, et le procédé hardi. Pag. 216. Si l'on a bien
opéré, il y a tout lieu d'espérer une
prompte guérison ; dans le cas où l'on
a mal fait l'opération, il est à craindre
qu'il ne se forme un ulcére. S'il se re-
fermait intérieurement, le ventre peut
entrer en suppuration par le voisinage
du rein abcédé ; et si le pus se rompt
intérieurement, et s'il s'échappe par
l'intestin rectum (en perçant le *colon*),
il y a espoir de guérison ; car, pour le
passage direct par le rectum, il faudrait que le rein fût descendu très-

bas dans le petit bassin. Tout reproche d'ignorance en anatomie est donc une calomnie : les Aphorismes en serviraient de preuve au besoin.

Dans la troisième espèce, l'auteur suppose que l'atrabile s'est introduite dans les plus petites veines. Lorsque la bile reflue dans les vaisseaux qui se distribuent à ces organes, qu'elle s'y arrête et corrode les veines et la substance du rein; alors on urine un fluide qui ressemble à de la lavure de chair; on éprouve des douleurs dans les lombes, à la vessie et au périnée, et surtout dans le rein. Il conseille l'usage du lait et des émolliens. Il parle d'une quatrième maladie des reins, par l'usage excessif de l'acte vénérien. Les douleurs sont plus considérables dans les lombes, dans le côté et dans les muscles de l'épine dorsale : il les compare aux douleurs de l'en-

fantement. Le malade est courbé en
deux, et sent comme un poids sus-
pandu venant des reins ; il a toujours
froid aux jambes et aux pieds. La maladie peut devenir chronique, durer
un an, former un abcès, qui du reste
se traite par l'incision, comme les précédens. Ici, on semble reconnaître
toutes les précautions du régime des
méthodistes ; on sait qu'ils avaient en
horreur les saignées, qu'ils prescrivaient la diète et les promenades, suivant un certain nombre de stades, soit
en long, soit en rond ; il prescrit jusqu'à cent stades dans un jour, dont
vingt après le dîner et cinquante
après le souper. Les principes sont ici
exacts, et conformes à l'observation.

« Mais voici les conclusions chirur-
gicales. — Les dérangemens des vertèbres, par le déchirement des ligamens
et la luxation d'un ou de plusieurs de ces

os, sont très-rares ; car de telles blessures
ne sont pas faciles en arrière et extérieurement, à moins que, par quelque
cause très-grave, la blessure n'ait été
faite à travers le ventre et n'ait chassé
les vertèbres au dehors (la mort serait
prompte), ou à moins que l'on ne soit
tombé de fort haut sur les hanches ou
sur les épaules ; mais on mourrait, sinon
tout de suite, du moins dans peu de
temps. Quant au dérangement ou à
l'expulsion des vertèbres de la partie
postérieure à l'antérieure, ou de dehors en dedans, il faut supposer un
fardeau énorme qui tomberait sur l'é-
pine ; car, par la disposition des parties osseuses extérieures et des ligamens, il faudrait que leur brisement et
déchirement eût lieu pour permettre
l'inclinaison en dedans, ainsi que l'arra-
chement des cartilages intermédiaires
et articulaires.

« Or, voici le plus essentiel à noter : en outre, la moelle de l'épine serait lésée, si la colonne déviait un peu de sa direction et à l'endroit même où se ferait l'expulsion de la vertèbre ; et celle-ci, par sa présence, comprimerait la moelle épinière, si elle ne la rompait pas entièrement. Mais cette dernière, comprimée ou étranglée, entraînerait la torpeur ou l'engourdissement d'un grand nombre de parties nobles et très-importantes ; c'est pourquoi il n'y aurait pas besoin de médecin pour replacer les parties dérangées, lorsqu'une foule de maux très-graves seraient encore bien plus à craindre que la luxation.

» C'est pourquoi, si quelque chose de semblable arrivait, il est visible que ce ne serait ni en frappant extérieurement, ni par tout autre moyen que l'on pourrait replacer les os ; à moins que quelqu'un ne fît l'ouverture ou la dissection de l'homme, en introduisant la main dans le ventre, pour la réduction des os du dedans au dehors. Ces opérations pourraient bien avoir lieu sur un mort, mais non sur un homme vivant.

» Lorsque la colonne épinière n'est déviée ni à droite ni à gauche, mais qu'elle a été seulement ébranlée violemment dans toute sa longueur et en droite ligne, il y a de même difficulté du mouvement des pieds et des mains, engourdissement de tout le corps, et quelquefois suppression d'urine. Lorsque la secousse est moins violente, la maladie est moins grave. Les moyens ordinaires puisés dans la médecine sont souvent impuissans pour guérir la maladie, même les plus forts ; et les plus faibles sont souvent nuisibles, parce qu'ils en prolongent la durée indéfiniment, tandis

qu'elle se communique à toutes les parties du corps.

» Il y a cependant le moxa et la brûlure
ou cautérisation, les vésicatoires volans,
les ventouses scarifiées, les douches, les
cataplasmes, les bains ; les linimens
camphrés et alcoolisés, qui ont été
employés avec assez de succès, mais
surtout les cautères entretenus long-
temps, avec une longue suppuration.
On les place entre les épaules, pour les
maladies des vertèbres dorsales et pour
la paralysie des extrémités supérieures ;
on agit par la brûlure sur l'os sacrum,
pour la paralysie des extrémités inférieures. A qui peut-on reprocher ici
une ignorance grossière en anatomie ?
Ces moyens sont particulièrement pra-
tiqués et recommandés par le père de
la médecine.

PREUVES

ANATOMIQUES ET PHYSIOLOGIQUES*.

LE Traité de la Nature des Os présente la description à peu près complète du squelette de l'homme ; et plus exactement que le tableau d'anatomie ou de splanchnologie ; mais lorsqu'on a lu les Traités des Articles ou Luxations, des Fractures, et des Lieux dans l'homme, il est facile de comparer et de s'éclairer sur les autres connaissances anatomiques. On y reconnaît presque à chaque page, la description des os et de leurs articulations. Il est donc évident qu'il avait été nécessaire d'étudier d'a-

---

* Les morceaux traduits d'Hippocrate se rapportent ici à l'édition de Vander Linden, aux pages et tomes indiqués.

bord *l'ostéologie* ; car il y a une notable
différence entre le squelette formé de
toutes pièces et les os articulés. Naturellement les ligamens et les cartilages
ne s'aperçoivent qu'en isolant les os et les
muscles ; viennent ensuite les tendons
qui s'attachent aux environs des articulations. Pour peu qu'on y fasse attention, il est impossible de confondre les
ligamens avec les cartilages. Toute la
question doit donc se borner ici, à la
seule observation des faits.

L'articulation de la cavité glénoïde
des os temporaux, avec le condyle de la
mâchoire inférieure est surtout fortifiée
par les muscles masséters et temporaux,
fixés à l'apophyse coronoïde et à la face
externe de la branche maxillaire. La
fosse temporale est entièrement garnie
de nombreux faisceaux de fibres mus-
culaires, d'aponévroses, et d'un fort
tendon qui passe sous l'arcade zygoma-

tique. On ne peut, dis-je, connaître cette conformation, si l'on n'a pas préparé avec soin toutes ces parties ainsi que l'articulation. Or on aperçoit aussi les nerfs, les artères et les veines, qui entrent par le trou dentaire, creusé, en forme de canal, à la face interne de la branche maxillaire, et qui s'étend de chaque côté au corps de l'os. Les dents sont articulées par gomphose avec les alvéoles ; elles reçoivent par leurs racines la nutrition, et la vive sensibilité dont elles jouissent naturellement, au moyen de cette communication des nerfs, qui vient ici du cerveau. Peu importe la dénomination de cinquième et de septième paires, puisque l'on sait que la chose subsiste ; car c'est le même mécanisme pour la mâchoire supérieure. Or les phénomènes de la sensibilité ont dû fixer surtout l'attention d'Hippocrate dans ses descriptions anatomiques. A la vérité, je n'ai pu reconnaître les muscles latéraux ou *ptérygoïdiens*, ni le *digastrique* ou abaisseur de la mâchoire inférieure, ni les muscles de la luette, de la langue et du palais : mais il était purement question de l'articulation des os, et je répète que les traités de myologie, d'angiologie et de névrologie ont été égarés ou perdus.

On distingue ensuite l'articulation de la cavité glénoïde du scapulum qui reçoit la tête de l'humérus ; pour cela, il a fallu dépouiller les os, séparer les ligamens et tendons des muscles qui s'attachent à l'apophyse coracoïde de l'omoplate et à la tête de l'humérus. D'autre part, le ligament rond du fémur qui s'attache à la cavité cotyloïde des os ischions a été indiqué, de même que les forts tendons qui environnent l'os de la cuisse ; les ligamens et carti-

lages des vertèbres font aussi partie
des recherches anatomiques consignées
dans les mêmes traités. On peut ajouter
que les branches artérielles, maxillo-
temporales, orbitaires, nasales et oc-
cipitales n'ont été décrites que pour
l'explication physiologique des accidens
qui accompagnent les fractures et luxations de la mâchoire inférieure; la supérieure étant immobile. C'est absolument la même pensée qui a guidé
l'auteur relativement à la description
de l'articulation de l'os du bras, du
fémur, des côtes, du sternum, des vertèbres, de l'os sacrum, des avant-bras
et des mains, des jambes et des pieds.
On y reconnaît les principaux nerfs et
les principales branches des artères et
des veines qui parviennent à ces articulations. On peut ainsi avoir une connaissance positive des accidens à craindre par la lésion ou la compression de

ces diverses parties. La communication
du cerveau et de la moelle épinière
pour l'innervation; les rapports insé-
parables du cœur et du poumon pour
la circulation et la respiration; la connexion intime des gros vaisseaux veineux
avec le foie et la rate, pour la sécrétion
de la bile; l'anastomose directe des
vaisseaux artériels avec les reins pour
la sécrétion de l'urine; la sympathie des
viscères correspondans avec l'estomac
et le diaphragme, aussi au moyen des
nerfs et des vaisseaux sanguins des intestins et de la vessie pour la digestion;
telles sont, en abrégé, les diverses fonctions nettement exposées par Hippocrate. On doit y ajouter les phénomènes
de la reproduction expliqués suivant
les principes physiologiques, en se
fixant à la structure des organes. Ainsi
l'utérus et ses dépendances, et les organes génitaux de l'homme, sont clai-

rement indiqués comme les seuls moyens
de reproduction. Ces principes sont invariables; il n'y a aucune hypothèse ;
conséquemment, sous aucun prétexte,
on ne peut reprocher justement à Hippocrate d'avoir imaginé *à priori* ces
connaissances, comme une œuvre purement d'imagination, en disant *que sa
physiologie ne vaut guère mieux que
son anatomie*, et qu'elle est toute fondée sur les quatre qualités du chaud, du
froid, du sec et de l'humide ; ce qui est
totalement dénaturer les faits : car il ne
s'agit pas d'objets chimériques pour
combattre, *à priori*, d'imagination, une
œuvre sinon complète, au moins assez
exacte pour se diriger soi-même. Or,
refuser ainsi de reconnaître les faits physiologiques renfermés dans les écrits du
philosophe de Cos, ce serait faire croire
qu'on ne les a pas lus. Sous ces divers
rapports, il importe donc de prouver

que le père de la médecine a pu résis-
ter aux sectes et qu'on leur oppose au
lieu d'hypothèses, des connaissances
réelles et non contestées.

Anatomie.

Si l'on détache le muscle deltoïde
de la partie supérieure du bras, et le
tendon du grand pectoral qui passe
sous l'aisselle, en l'isolant de la clavicule et de la poitrine, on verra la tête
de l'humérus proéminer à la partie antérieure de l'articulation. Mais le corps
de l'os paraît contourné sur lui-même
à sa partie postérieure ou externe; il est
ainsi situé obliquement par rapport au
scapulum, lorsqu'il est rapproché des
côtes. Lorsque la main est étendue
en pronation, la tête de l'humérus est
alors dans une direction droite avec
la cavité glénoïde de l'omoplate, et l'os

ne fait plus de saillie à la partie antérieure de *l'articulation*. Voilà une mu-
tilation pratiquée sur un mort ; on a
dit dernièrement que la crainte du dernier supplice avait retenu le zèle des
Asclépiades, au point de n'oser jamais
leur permettre de toucher un mort ;
le fait peut être vrai pour les personnes qui, chez les Grecs, étaient étrangè-
res à l'art de guérir. Mais les Traités
des Luxations et des Fractures sont des
écrits des Asclépiades ; ils prouvent que
les dissections étaient indispensables.

Physiologie.

Hippocrate commence par démontrer que l'ouïe ne peut se former qu'en
vertu de l'air et de l'élasticité des
corps les plus durs, pour la perception
des sons. Même théorie pour la vue, en
vertu des corps diaphanes, et par la

réfraction des rayons lumineux ; même théorie pour l'odorat. Sensibilité des organes ; principe vital. Le cerveau est le régulateur des cinq sens : l'ouïe, la vue, le goût, l'odorat et le toucher ; toutes les sensations s'y rapportent. Première expérience d'anatomie comparée sur le verrat, pour connaître comment l'air parvient au poumon, et pour établir la différence de lieu entre la trachée-artère et l'œsophage, relativement aux alimens. Autre expérience sur le cœur d'un homme mort, pour indiquer comment les valvules du cœur favorisent la circulation du sang. Autre expérience d'anatomie comparée, sur les chèvres, par rapport au siége de l'épilepsie, ou maladie sacrée. Observations sur les noyés et suicidés, pour s'assurer du mécanisme de la voix et des sons.

Des sécrétions de la bile, de l'urine ,

de la digestion ; réfutation du froid ,
du chaud , du sec et de l'humide ;
sphincter de la vessie, attribué à Bauhin,
décrit dans les œuvres d'Hippocrate ;
trompes de l'utérus, dont la découverte n'est rien moins que due à Fal-
lope , anatomiste du 16ᵉ siècle. Formation de la pierre dans les reins , et
passage de celle-ci dans les uretères,
qui la transmettent à la vessie.

De la Sensibilité et du Mouvement.

Hippocrate a reconnu le cerveau
pour le siége de l'âme et de l'entendement ; le moteur de la volonté et de
la raison , le régulateur de l'imagination et des pensées ; l'unique centre
du jugement et des idées perçues par
les cinq sens. Enfin , la réflexion,
la mémoire et le pouvoir d'y coordon-
ner nos actions , tout appartient au

cerveau , qui par sa mystérieuse conformation est le siége de l'âme ; il tient
sous sa dépendance , par le moyen des
nerfs et de la moelle épinière , non-
seulement les organes des sens , mais
encore les membres et surtout les viscères , chacun en particulier , rayon-
nant toutes les impressions sympathi-
ques du centre à la circonférence , et
de la circonférence au centre, pour la
conservation des individus , et la pro-
pagation de l'espèce humaine. Hippocrate a fait sentir le premier, que le
diaphragme, nommé *muscle phrénique*,
n'avait aucune capacité pour percevoir
les idées ; ce qui nous fait justement
présumer que les ventricules du cerveau avaient été connus de notre célé-
bre auteur, et que là probablement il
plaçait le cercle des idées. Nous avons
des raisons de ne point douter que le
siége de l'âme n'appartienne au troi-

sième ventricule du cerveau. Toutefois
l'on n'a pas craint d'affirmer que le
père de la médecine avait considéré
l'organe des pensées seulement, comme
une masse spongieuse, imbibée d'humidité, au point de n'avoir su discer-
ner ses rapports avec les organes des
sens, et avec la moelle épinière et
les nerfs qui en partent; on a même
ajouté que la sensibilité et la motilité
(ces deux bases de la physiologie moderne) avaient été oubliées, au point
de n'en avoir aucune idée dans les ouvrages d'Hippocrate. Ces assertions
sont faciles à réfuter, en lisant les
Traités des Articles et des Fractures.
Mais pour connaître le sentiment
du philosophe de Cos, relativement à
l'influence que le cerveau exerce sur
les principaux viscères et sur les membres, par la moelle épinière, il suffit
de lire le Traité de la Maladie sacrée.

De la Sensibilité et du Mouvement.

(Page 114 , t. 1.)

« Le cerveau a une membrane épaisse, qui l'environne, autour des os du crâne.

» La moelle appelée épinière descend du cerveau ; elle n'est point grasse ni glutineuse, comme la moelle ordinaire ; c'est pourquoi on l'a nommée fort improprement moelle ; car elle ne ressemble point à celle qui est dans l'intérieur des os. Seule elle a des membranes que la substance grasse des os n'a pas ; et si on veut la faire bouillir, elle se durcit : ce qui prouve qu'elle est glutineuse et nerveuse ; cette dernière substance ne cuit pas facilement ; tandis que c'est le contraire pour la graisse, qui se réduit promptement. Les viscères me paraissent ainsi formés; car j'ai déjà parlé des veines. La splanchnologie n'est ici qu'ébauchée, il y a un peu plus de détails dans le petit Traité de l'Anatomie, dans la lettre de Démocrite à Hippocrate, et surtout dans le Traité des Lieux dans l'homme; mais, en général, l'auteur fait assez sentir, dans le Traité des Maladies et des Affections, les principaux rapports des viscères par leur structure anatomique pour s'en former une idée assez juste, quand on a déjà un peu d'expérience. C'est ce qu'il ne faut pas perdre de vue.

Enfin les veines et les artères sortent du cœur et se distribuent aux aines et aux aisselles; elles passent près des clavicules et des os ischions, elles sont ensuite décrites dans le traité des veines.

Hippocrate indique dans le Traité du Cœur, une expérience d'anatomie comparée, pour faire connaître le ventricule droit, et son rapport avec les vaisseaux du poumon. Il parle d'un réservoir où l'artère aorte va puiser l'aliment secondaire qui est voisin du cœur ; serait-ce le *canal thoracique* ?

Première Question.

(Id. p. 808, t. 2.)

Si la colonne vertébrale était fortement luxée en dedans, c'est-à-dire à la partie moyenne et antérieure du corps des vertèbres, il faudrait qu'elle y fût violemment repoussée ; et ses ligamens seraient lésés ou déchirés, ainsi que les cartilages inter-articulaires ; la moelle épinière serait elle-même affectée par cette lésion considérable, elle pourrait être déchirée ou comprimée ; et, pres-

sée ou fortement ébranlée, elle *produi-
rait l'engourdissement des parties les
plus nobles et les plus importantes*; il
n'y aurait pas alors besoin de médecin
pour réduire la luxation, parce qu'il
surviendrait les accidens les plus graves et les plus nombreux. On ne pourrait évidemment y remédier par aucun
moyen, soit en frappant dessus les vertèbres, soit en essayant de les replacer,
à moins que l'on n'ouvrît le ventre
et qu'après y avoir introduit la main,
on ne fît la réduction de la vertèbre
déplacée, en la repoussant de dedans
en dehors. Ceci pourrait bien se faire
sur un homme mort, mais non sur un
sujet vivant. Il n'est pas fait mention
ici d'une horrible profanation comme
d'un obstacle insurmontable; c'est cependant ce qui a été dit dernièrement.

Des Sensations.

(T. 2, p. 340.)

Le cerveau est le siége des sensations, des plaisirs, des douleurs, de la joie, de la tristesse. (Traité de la Maladie sacrée.) L'explication de la vue, de l'ouïe, des odeurs ou de l'odorat, est développée suivant les lois de la physique ; c'est-à-dire par l'élasticité de l'air, comparé à la structure des parties, à la dureté des os et des cartilages ; quant à la réfraction des rayons lumineux et à la réflexion des sons, nuls détails physiologiques, comme ceux qui appartiennent à l'acoustique ou à l'optique. La moelle descend du cerveau : elle donne naissance aux nerfs, qui entretiennent la sensibilité des organes les plus considérables, dont les fonctions appartiennent à la vie géné-

rale, et dont la lésion absolue entraîne
ainsi la mort, non par la privation du
sec ou de l'humide, mais par la cessation réelle des fonctions. D'autre part, la
lésion des nerfs, par la compression du
cerveau ou de la moelle épinière, donne
naissance à la paralysie des extrémités
supérieures et inférieures, aux convulsions ; à la suppression des selles et des
urines, par la paralysie des sphincters
de l'anus et de la vessie. La perte de la
voix par l'hémiplégie du côté droit ou
gauche, par la compression ou commotion du cerveau, du côté opposé à l'épanchement, a été indiquée par Hippocrate dans le Traité des Plaies de Tête.
Il a même proposé de trépaner du côté
opposé à la paralysie, dans les coups
et les chutes avec commotion ou compression du cerveau.

Après avoir récapitulé les sutures

et leur nombre et leur position, dans le Traité des Plaies de Tête (p. 724, t. 2), Hippocrate fait très-bien remarquer que lorsque la plaie doit être mortelle, l'os devient noir et les chairs livides; des pustules surviennent sur la langue; ensuite le malade est pris du délire, et ordinairement il périt dans les convulsions; ainsi, il en est atteint dans la partie latérale droite, si la plaie est à gauche; et *vice versâ* pour la partie latérale du côté opposé à la blessure. Jamais ces accidens-là n'ont changé. Il parle de l'érysipèle qui accompagne les plaies de tête; il recommande la purgation par bas. Il ne faut pas d'abord, dit-il, en trépanant, pénétrer aussitôt jusqu'à la membrane du cerveau, de crainte de la blesser; la précaution de visiter souvent la couronne du trépan et de la tremper dans l'eau froide, de la nettoyer, est encore suivie aujourd'hui ; il recommande au reste, quand il est nécessaire de pénétrer au dessous de la membrane du cerveau, de l'inciser et d'enlever la pièce d'os. Mais il conseille quelquefois de la laisser détacher seule, en préservant le cerveau par un corps interposé entre cet organe et l'instrument : c'est le même procédé qui est encore suivi aujourd'hui pour enlever les pièces d'os ou esquilles, et donner issue au fluide épanché.

Des Sens, de l'Ouïe, de la Vue, des Sons, de la Parole et du Chant.

» L'ouïe se fait ainsi. La cavité auriculaire se termine à un os dur et sec, nommé le rocher. Cet os est creusé dans son intérieur ; les sons s'y réfléchissent contre ses parois, et retentissent dans la conque de l'oreille ; il y

a dans le conduit auditif, avant de pénétrer jusqu'à l'os, une peau mince
comme une toile d'araignée et plus
forte que les autres membranes. Or,
on sait très-bien que plus une peau est
dure, plus elle résonne, et que la membrane du tympan étant plus tendue,
mieux nous entendons. Quelques phy-
siciens ont écrit que le cerveau rend le
son ; cela ne se peut, car le cerveau
est *humide*, et les *ménynges* qui l'en-
veloppent sont humides aussi, épaisses
et recouvertes d'os. Rien d'humide ne
résonne. Ce sont les corps durs qui réfléchissent les sons ; et l'ouïe se fait par
des corps durs, élastiques.

» Le cerveau qui est humide produit
l'odorat, en attirant les odeurs, qui
proviennent de molécules volatiles, pénétrant à travers des parties cartilagineuses, sèches. Le cerveau touche à la
cavité du nez, et n'en est séparé que

par un cartilage mou et spongieux, on n'y remarque ni chair, ni os ; aussi bien lorsque les cavités du nez sont sèches , l'odorat est meilleur ; car l'eau empêche l'odorat. Et, en effet, lorsque les cavités nasales sont très-humides, on ne perçoit point les odeurs. Le cerveau ne peut avoir d'action sans l'air; il en est de même, quand il est abreuvé d'humidité , qui distille sur le palais, la gorge , le poumon et le ventre. On s'en aperçoit à l'écoulement qui vient de la *tête*.

» La vue se produit de cette manière; une veine membraneuse descend de chaque côté de l'os et pénètre dans l'orbite ou à chaque œil. Il y a plusieurs membranes diaphanes , à travers lesquelles la lumière et les corps brillans se réfléchissent; c'est ainsi que la vue a lieu ; car ce qui n'est point transparent n'est point favorable à la vue. Ce que l'on nomme la prunelle ou pupille paraît noir, parce qu'elle est située profondément; mais les membranes seulement dont elle est environnée sont noires : nous appelons ici pupille celle qui est au fond de l'œil, et qui est blanche. Les yeux sont incommodés de tout ce qui y tombe; des vents qui trop subitement les frappent, et des objets trop éclairés, comme de la variété des couleurs.

» La bouche, la langue et le reste de la gorge sont humides. L'homme parle, surtout en attirant l'air dans les cavités de la poitrine et des poumons ; la langue articule pendant l'expiration, en se mettant au devant de la glotte et lui opposant une barrière dans la gorge, et se dirigeant vers le palais et les dents ; elle sert à *articuler* les *sons*. Si la langue ne modifiait les sons convenablement, on ne parlerait pas distinctement, et chacun ne ferait entendre qu'un seul son, comme les sourds-muets de naissance, qui ne savent articuler et ne rendent qu'un son uniforme. Si l'on essaie de parler dans l'inspiration, on n'y parvient pas : les musiciens quand ils doivent soutenir long-temps l e chant sur un seul ton, font d'abord l'inspiration la plus longue et ensuite une longue expiration. Ils chantent et prononcent lentement pendant tout le temps que dure l'expiration ; ils s'arrêtent dès que l'air leur manque : c'est une preuve qu'il est la source de la voix. J'ai vu des sujets qui, voulant se suicider, s'étaient coupé la gorge : ils ont vécu, mais ils ne pouvaient parler, jusqu'à ce qu'on eût réuni et fermé complètement les bords de la plaie ; ces bords rapprochés et fermés, ils parlaient. Je peux affirmer avoir fait la même observation sur des suicidés. Qu'est-ce donc que cette ignorance grossière en anatomie, tant reprochée à Hippocrate par les novateurs ? elle n'est qu'imaginaire.

De la Circulation.

» Le cœur a beaucoup de consistance et de viscosité ; animé par la chaleur vitale, il devient une chair dure et ferme, environné d'une membrane mince. Il est creux, mais non comme les veines. Il est situé au sommet de la veine la plus considérable ; car il y a deux veines qui naissent du cœur. L'une a le nom d'artère : celle-ci a plus de chaleur que l'autre, qui est située près du cœur ; elle conserve et distribue cette chaleur. Outre ces veines, il y en a d'autres dans le corps. La plus considérable, qui est près du cœur, pénètre dans tout le ventre, passe à travers le diaphragme, se partage de chaque côté du ventre à chaque rein, se bifurque aux lombes, va à d'autres parties, et ensuite se distribue à chaque jambe.

» Le cœur, les veines, les artères, sont toujours en mouvement, et envoient la chaleur vitale à toutes les parties du corps.

» Au dessus du cœur, la veine monte (c'est ici l'artère) vers le cou, où elle se partage en deux branches, à droite et à gauche. Puis elle va à la tête et se divise à chaque tempe. Il serait possible d'énumérer les veines les plus considérables ; mais, en un mot, de l'artère aorte et de la veine cave sortent toutes les branches qui se distribuent aux diverses parties du corps. Elles sont très-grosses près du cœur,

au tronc à la tête, et au dessous du
cœur jusqu'aux hanches.

Le cerveau de l'homme est double,
de même que dans les autres animaux;
une membrane mince le sépare en deux
lobes. C'est pourquoi c'est tantôt une
partie, et tantôt l'autre, et tantôt toute
la tête, qui éprouvent des douleurs;
des veines nombreuses et déliées s'y
rendent en général et communiquent
avec celles de tout le corps. Il y en a
deux plus fortes, l'une qui vient du
côté du foie, et l'autre du côté de la
rate : et une portion de la veine descend à droite au rein et aux lombes, se
porte à la partie interne de la cuisse
et descend au pied ; l'autre s'étend en
haut à droite vers le poumon et le cœur.
Elle se divise au bras droit, en passant
sous la clavicule; puis elle s'étend à la
partie droite du cou sous la peau, où
elle est visible. C'est la jugulaire ex-

terne. Elle se porte plus inférieurement,
et devient alors invisible, en s'enfon-
çant dans les chairs ; c'est la jugulaire
interne. Celle-ci communique avec
les vertébrales, les sous-clavières, et les
axillaires : c'est pourquoi les saignées
au bras et au cou sont prescrites dans
les maladies du cerveau.

Angiologie.

Nous allons récapituler, autant qu'il
nous sera possible, dans ce simple exposé toutes les preuves qui établissent
d'une manière certaine, la distribution des veines ; et leurs anastomoses
sans lesquelles toute explication sur
la circulation du sang devient impossible ; or je puise ici dans Hippocrate.

Deux autres veines sortent du sommet de la poitrine et vont aux épaules

où elles donnent les *humérales*, après les *sous-clavières* ; deux autres *veines* passent près des oreilles à la partie antérieure du cou de chaque côté, et communiquent avec les jugulaires, qui s'ouvrent dans les sous-clavières. De la veine cave sort une grosse branche qui va au côté gauche et se distribue à la rate et à l'épiploon ; deux autres troncs se distribuent au foie et au mésentère.

En outre deux grosses veines vont aux reins et reçoivent des branches des testicules. On urine le sang par les veines des reins.

Toutes les veines communiquent entre elles et se rendent les unes dans les autres, les unes par de petites veines qui s'abouchent ainsi directement, les autres par les chairs qu'elles nourrissent. Toute maladie qui vient des veines est moindre que celle des nerfs ; car la première se répand avec l'humeur qui est dans les veines , et ne demeure point en repos ; au contraire les nerfs sont secs et n'ont point la même capacité que les veines.

Les nerfs sont nourris par les chairs : ils tiennent le milieu pour la force et la couleur entre les os et les chairs ; ils sont plus humides et plus charnus que les os , plus secs et plus durs que les chairs. Toute maladie qui les affecte s'y fixe dans un même lieu , et il est plus difficile de la détruire. Ils font ressentir surtout des distensions violentes ; ils sont le siége des tremblemens qui troublent l'économie.

Dans le traité *De Corde*, Hippocrate indique qu'après avoir immolé une victime, c'est-à-dire égorgé un animal vivant, si on lui ouvre le cœur, on le trouve vide de sang , et particulièrement le ventricule gauche ; et l'on voit les valvules triglochynes à nu ;

tandis que le ventricule droit contient encore du sang, et que ce fluide, pendant la vie, pénètre par l'artère pulmonaire dans le cœur et dans les vaisseaux de l'organe de la respiration. Dans le livre *De Carnibus*, il fait observer que si on *incise le corps d'un homme vivant*, c'est-à-dire, si on pratique des incisions en vertu d'opérations utiles, on verra s'en écouler partout du sang chaud qui, en se refroidissant, forme des membranes donnant naissance à d'autres; ce qu'il a nommé chair coulante.

L'auteur a dit dans le Traité des Chairs (p. 118) : Si quelqu'un veut inciser le corps humain, il trouvera, partout où il le voudra, le sang chaud et fluide, et il se maintiendra tel tant qu'il sera chaud; mais lorsqu'il sera refroidi, soit au dedans soit au dehors, il se couvrira d'une membrane, et si

l'on ôte cette membrane, il s'en formera aussitôt une autre; et de même
celle-ci se régénérera au fur et à mesure que le sang se refroidira. L'auteur
en conclut que ces membranes s'engendrent ainsi sur le sang par l'air; mais
nous savons aujourd'hui que c'est l'albumine qui se concrète par le froid;
que celle-ci est l'effet de la chaleur qui
l'a mise en fusion; c'est ainsi que la
couenne pleurétique se forme à la surface du sang. L'auteur déclare parler
en son nom et en celui de ses prédécesseurs et de ses auteurs propres, c'est-
à-dire de ses ancêtres. Il fait entendre
que le principe de la chaleur est un
esprit universel, qui voit tout, entend tout, sait tout, le présent comme
l'avenir; (mais il n'y a que Dieu qui
jouisse de toutes ces facultés). Selon
notre philosophe, tout était dans
le chaos avant que la chaleur s'éle-

vàt au dessus de la région terrestre. La première partie reçut le nom d'éther ; la seconde fut nommée terre ; selon les anciens elle est froide et sèche et sujette à beaucoup de perturbations. La troisième, l'air chaud et humide, occupa la région moyenne ou atmosphère. La quatrième partie, très-humide et plus épaisse, gagna tout-à-fait les basses régions ; ce sont les eaux. C'est, en un mot, cette substance éthérée, qui nous vient en quelque sorte de l'air le plus pur, dont Hippocrate a parlé dans le Traité de la Maladie sacrée. Ce n'est point l'âme, mais un principe unique, qui anime le corps ; les idées peuvent ensuite se former indépendamment des sens ; par un pouvoir supérieur ; Dieu nous donne ainsi la révélation de ses merveilles.

De Carnibus. Voici un passage remarquable. L'auteur annonce qu'il a déjà parlé des veines. Le cœur est d'une consistance charnue, dure, visqueuse ; creux et environné d'une membrane : il n'est point perforé, à la manière des veines ; mais le vaisseau le plus considérable est vers *son sommet* ; on lui donne le nom d'*artère*. Il y a deux vaisseaux qui partent du cœur, dont l'un y est attaché. L'artère a plus de chaleur que la veine ; elle renferme et transmet l'esprit ou la vie qui l'anime ; mais, outre ces deux vaisseaux, il y en a d'autres dans le corps humain. La veine cave, située près du cœur, passe à travers la poitrine, perce le diaphragme, descend ensuite et s'étend à chaque rein ; elle se bifurque aux lombes, et ensuite elle se continue aux diverses parties et descend à chaque jambe. Mais au dessus du cœur, elle va au cou, et s'étend à droite et à gauche,

de chaque côté des clavicules, puis
elle monte à la tête et se divise vers les
tempes. Ce sont là en partie les plus
gros vaisseaux ; mais à la sommité de la
veine cave et de l'aorte supérieure, il y
a d'autres veines considérables, qui se
distribuent aux diverses parties du
corps. Les plus profondes sont situées
au dessus du cœur, savoir, celles qui se
portent au cou et à la tête ; et, au dessous, celles qui s'étendent à l'ischion
sans interruption ; car il est toujours
question des grosses veines, et non des
ramifications. (Vander Linden, t. 1,
p. 116.) Les veines du ventre et des intestins se chargent de la partie la plus
fluide de l'aliment, et dont les ramifications se trouvent dans le jéjunum.
Ici l'on ne voit pas ce que devient la
bile ; mais l'auteur a indiqué ailleurs
l'orifice de la vésicule du fiel au dessous
du petit lobe du foie. Pourquoi ne

13*

parle-t-il pas du canal cholédoque ?

De la Respiration.

Ce n'est pas Galien, mais Hippocrate, qui a fait la première expérience sur le verrat, pour s'assurer qu'il pouvait parvenir très-peu de liquide par la trachée artère, unie par les bronches au poumon. Pour cela, il a injecté ou fait avaler de la liqueur colorée au verrat, qui, dit-il, n'est pas un animal curieux ni délicat ; il avait donc fait d'autres expériences sur des animaux beaucoup plus difficiles. Il annonce que, si l'on répète ce qu'il a fait, on obtiendra même résultat ; or, dit-il, en ouvrant la gorge, le liquide coloré se retrouve en partie dans la trachée, où il n'en pénètre que très-peu et avec une extrême difficulté ; parce que, ce conduit servant exclusivement au passage de l'air, et l'épiglotte d'ailleurs s'opposant à l'introduction des liquides ou, mieux encore, des solides ; il est évident que l'acte de la respiration ne peut s'interrompre sans danger pour la vie, tandis que nous pouvons exister plusieurs jours sans manger. Veut-on connaître maintenant si Hippocrate a tenté d'autres expériences sur les animaux vivans attaqués de maladies, afin de s'assurer par comparaison du siége et des causes des maladies de l'homme ?

Dans le Traité de la Maladie Sacrée, page 338, l'auteur s'exprime ainsi que suit : Les brebis sont très-sujettes à l'épilepsie, mais surtout les chèvres ; si vous leur ouvrez la tête, vous trouverez le cerveau très-humide, rempli de sérosité et d'une mauvaise odeur ; vous reconnaîtrez donc ainsi que ce n'est point la divinité qui envoie les

maladies , ni qui afflige ainsi le corps
de l'homme ; mais que la cause vient
d'effets physiques et naturels. Il fait
consister l'origine de cette affection
dans l'influence des vents , surtout celui du midi , qui relâche la fibre et
remplit les veines d'humidité ; elle
n'est , dit-il , ni plus ni moins divine
que les autres maladies , ni d'une nature plus difficile pour en entreprendre
le traitement et la guérison.

Il prétend que, tandis que le sang est
échauffé par la bile , et qu'il fait irrup-
tion des diverses parties du corps vers
le cerveau par les veines les plus considérables , l'accès survient, et qu'il
dure par la crainte , jusqu'à ce que le
sang rentre dans ses réservoirs ; ceci
est vrai à quelques égards ; mais d'ailleurs on peut reconnaître ce symptôme
le plus constant ; quoique bien des
causes plus graves rendent souvent la

maladie incurable. Ce sont les épanchemens de sang, de pus, de sérosités, les vers, les abcès dans les ventricules du cerveau, les exostoses du crâne, l'hydrocéphale, les hernies, l'endurcissement de la dure-mère, l'engorgement des sinus veineux, et les irritations des nerfs et de la moelle épinière; l'insolation, l'ivrognerie, la terreur.

Le sang, dit Hippocrate, *De Flatibus*, pag. 406, est contraint par le frisson, qui resserre toutes les parties, de se porter à l'intérieur où se trouvent les lieux les plus chauds, et de refluer dans les viscères; c'est ainsi qu'il abandonne les extrémités et qu'il pénètre dans les chairs; mais en même temps il est quelques parties qui en sont privées; celles-ci, à cause du froid, tremblent et palpitent. Mais à mesure que la chaleur se porte autre part, le

sang y abonde, et produit des inflammations; car, là où il existe en plus
grande quantité, l'équilibre ne peut se
maintenir. Les bâillemens ont coutume de précéder la fièvre, tandis que
l'air, rassemblé dans les cavités supérieures, ne peut, pendant le frisson,
se frayer un libre passage; mais à mesure que le sang s'accumule dans une
partie plus raréfiée, il excite la chaleur,
et c'est ainsi que le frisson se dissipe.
Car de même que le feu s'allume et se
répand par la flamme, excité par l'air,
la chaleur du sang est animée par l'air
intérieur raréfié dans les vaisseaux.
Les humeurs se fondent ainsi, et sont
liquéfiées et atténuées, puis poussées
vers la peau, où elles se résolvent en
sueur chaude ou *froide*. Le sang, chaud
de sa nature, forcé par son mouve-
vement à vaincre les obstacles, augmente de vitesse en passant dans des

lieux plus étroits ; de là, les batte-
mens très-aigus des artères, soit aux
tempes, soit dans toute autre partie du
corps. Il y a, dans le mouvement des
humeurs qui se portent à l'intérieur,
le même effet que celui produit par un
trait enfoncé dans les chairs (p. 407).
De là, les douleurs qui attaquent tantôt la tête, les lombes, tantôt les hy-
pochondres, tantôt les reins, la vessie
et les diverses parties du corps.

Le pouls, tel que nous le touchons
au poignet, est aussi indiqué clairement dans Hippocrate (Traité des Maladies des femmes, pag. 543, liv. II,
tom. II) : le pouls est accéléré, faible,
insensible dans une perte ou hémor-
rhagie excessive.

La position horizontale dans le lit,
les pieds et le bassin plus élevés que
tout le corps ; les ligatures au dessus

des articulations du genou, des poignets, du coude, des jarrets, y sont
indiquées, et les applications froides
de vinaigre sur le ventre; les injections
dans les parties naturelles; ainsi que
les ventouses et la *saignée du bras*. On
voit donc que la médecine n'était pas
empirique. Les saignées dérivatives, et
leur efficacité propre à détourner le
sang de ses réservoirs ou des lieux où
il s'amasse pour y former accidentel-
lement des fluxions, sont très-claire-
ment indiquées dans le Traité des
Veines, pag. 3o2.

La circulation du sang est évidemment annoncée dans le Traité des Veines; l'auteur y dit expressément, à la
fin, que les veines s'y rendent de toutes les parties du corps, pour s'ouvrir
dans les oreillettes; que les veines du
poumon s'y joignent, et qu'enfin le
cœur est tellement l'organe moteur du

mouvement du sang par les veines et les artères, que, lorsqu'il se resserre contre nature, la pâleur s'étend universellement ; et qu'au contraire la couleur rouge domine lorsqu'il se dilate avec liberté. Mais la connexion intime du cœur avec les gros vaisseaux, tant ceux du poumon que des veines porte, hépatique, splénique, rénale, vésicale, communiquant avec la veine cave, et celles-ci avec l'épiploon, le mésentère, et les intestins ; il y a successivement la grande circulation veineuse ou pulmonaire par la veine cave inférieure. Les veines des bras, s'étendant sous la clavicule, et communiquant avec les veines jugulaires internes et externes, rapportent le sang de toutes les parties supérieures de la tête dans la veine cave supérieure. Celle-ci s'insère dans

les oreillettes, dont les valvules empêchent la rétrogradation de la circulation,
et forcent ainsi le sang à passer dans
les ventricules, d'où sortent les artères
aortes et pulmonaires à droite et à gauche. Cette distribution, dis - je, des
veines, bien qu'elle ne soit pas exactement suivie d'après le scalpel, n'en
est pas moins très - reconnaissable,
comme je viens de l'indiquer, pour
quiconque sans prévention a étudié
l'anatomie. Il est évident aussi que
l'auteur a indiqué clairement, que le
sang provient des veines répandues
dans toutes les parties du corps ; qu'il
se charge de l'aliment distribué au
ventre, qui le reçoit des substances
solides et fluides introduites par la bouche, dans la gorge, l'œsophage, l'estomac, les intestins, les reins, les urètres,
la vessie, le colon et le rectum. La
sécrétion de l'urine se fait uniquement

dans les reins et le bassinet ; elle parvient par les uretères dans la vessie. L'auteur parle de brûler les veines, dans les douleurs de tête ; et si le sang continue à couler trop longtemps, il conseille de disséquer le vaisseau au dessus et au dessous de la brûlure, parce que, dit-il, les deux bouts des vaisseaux se retirent, et qu'il est plus facile alors d'y appliquer le médicament convenable. Voilà un pas de fait vers la ligature, et l'on voit dans le Traité des Articles, qu'il l'a mise en usage pour les hémorrhagies et notamment qu'il l'a appliquée sur les tumeurs veineuses hémorrhoïdales.

L'auteur, dans le Traité des Articles, p. 785, reconnaît qu'il y a une seule suture à la mâchoire inférieure ; mais il énonce clairement la connaissance précise de la manière dont la mâchoire supérieure est réunie par harmonie

avec les os de la face; et c'est afin,
dit-il, de ne pas m'écarter de mon
sujet, que je ne veux pas en parler ici
plus longuement.

Ceux, dit-il, qui tombent de fort
haut sur les talons peuvent se luxer
les os du pied, et se blesser au point
d'éprouver des lésions graves par
l'ouverture des veines et par la contusion des nerfs cruraux. Lorsque ces
accidens leur arrivent, il est fort à
craindre (p. 863, *vectiarius*) que les
membres ne soient totalement privés
de mouvement pour toute la vie. Il me
semble que ce ne sont pas ici les tendons, qui s'attachent aux os, que l'auteur a voulu désigner.

Chirurgie.

Mais l'on en est bientôt assuré,

quand on poursuit l'explication ; car,
dit-il, si les os, quoique contus,
résistent, les nerfs sont unis entre eux
par une étroite sympathie. Ceux donc
qui, à la suite de fractures, de coups,
de plaies, soit à la jambe, soit à la
cuisse, éprouvent un changement de
couleur à la peau du talon, qui alors
noircit soit par la lésion des nerfs qui
communiquent entre eux, soit par une
mauvaise position, par la négligence
de ceux qui ont donné leurs soins aux
blessés, sont exposés à une mort très-
pénible. Il leur survient des fièvres
très-aiguës, accompagnées de hoquet,
avec des tremblemens et des délires, et
suivies d'une mort prompte ; après de
larges ecchymoses avec gangrène et ulcération cancéreuse : la lividité des
parties en annonce la mortification.
On regrette ici de ne pas voir l'auteur se décider pour l'amputation dès

l'origine, afin de prévenir tous ces maux. N'y aurait-il pour s'y résigner que les longues suppurations, les abcès fistuleux, la fièvre hectique par la résoption du pus, la destruction des cartilages, et, par dessus tout cela, l'excoriation des surfaces articulaires, l'épanchement de pus et de synovie, la destruction de la capsule synoviale, l'exfoliation et la nécrose : tout, en un mot, prouve ici la nécessité de l'amputation, quand la contusion et le délabrement de l'articulation des os du pied se joignent à la fracture. Mais la résection des os longs était pratiquée avec succès. Il y a des exemples de l'expulsion de l'astragale hors de l'articulation du tibia et du péroné ; mais alors, le meilleur moyen est de laisser les choses en l'état où elles sont, si l'on n'est pas appelé sur-le-champ pour réduire la luxation.

L'auteur fait remarquer qu'il y a
engourdissement des mains et des pieds
et paralysie, même dans d'autres parties du corps; suppression d'urine,
lorsque la colonne épinière n'a même
pas dévié de sa direction, et si la
contusion a eu lieu dans toute son
étendue, d'où la mort peut être subite; que, si elle n'est point luxée en
dedans, il ne peut y avoir lésion des
fontaines du sang qui alimentent le
ventre. Nous savons que ces fontaines
sont les veines *caves*, et que les fleuves
sont les *artères*. L'auteur prétend que,
dans les fractures des côtes, il vaut
mieux donner des alimens pour soutenir le volume du ventre, que de le
laisser tomber par l'abstinence. Il convient que les malades crachent le sang,
ont de la fièvre et des douleurs, et de
la difficulté à respirer. Il me paraît,
au contraire, démontré qu'il faut louer

ceux qui ordonnent la diète la plus
sévère, de même que dans les plaies et
blessures de la plèvre, du poumon et
de la poitrine. Il ne faut pas perdre de
vue que le canal thoracique et son ouverture dans la veine sous-clavière
gauche pourraient bien avoir été connus des *premiers* médecins, puisqu'ils ont fait des expériences sur les
chiens, le verrat et les bœufs (p. 763).

L'auteur parle de la luxation de l'os
humérus à la partie antérieure de la poitrine, et aussi à la partie postérieure;
il la nie à la partie supérieure surtout;
il admet la luxation en bas de la tête
de l'os dans l'aisselle; mais il ne veut
pas, dit-il, affirmer que les autres médecins se soient trompés; car il ne
semble pas affirmer ce que tous igno-
rent. Il y a donc de la modestie dans
sa narration; toutefois, il ne voudrait

pas affirmer qu'il ne puisse se luxer en avant.

L'auteur, après avoir parlé des diverses lésions et contusions des os du crâne, suivant l'état de la blessure, se fixe aux questions que l'on peut ensuite faire au blessé; savoir, par exemple, s'il est tombé sur le coup, s'il a été pris de vertiges, d'éblouissemens ou d'assoupissement profond ? (p. 696.) Il donne pour précepte de ne point trépaner les sutures, mais aux environs. Il faut convertir en plaies récentes, les plaies anciennes; en emporter les bords; inciser longitudinalement les plaies transversales; bannir du traitement des plaies récentes les corps gras, les emplâtres, les onguens, et les réunir par des agglutinatifs; appliquer des cataplasmes émolliens et résolutifs : telle est en abrégé la méthode de l'auteur. Il indique la farine, la semence de

lin et les racines des plantes émollientes,
mais avec l'attention de les cuire assez
pour que la décoction en soit très-vis-
queuse (p. 700).

Il fait un précepte de trépaner dans
les trois premiers jours, après avoir
rasé la tête, surtout si on a été appelé
dans un temps chaud ; il faut d'abord
s'être assuré si le trait n'est point em-
poisonné, et ensuite si l'on n'a pu voir
la fêlure ou fracture de l'os ; il recommande d'étendre dessus une légère cou-
che d'une substance noire : c'est le moyen
de découvrir la fêlure de l'os ; les parties contuses environnantes doivent nécessairement se déterger par la suppuration. Dans le cas de fracture, la ci-
catrisation, pour être complète, doit
s'étendre du fond de la seconde lame
de l'os à la première : autrement des
chairs, blafardes, saignantes et exubé-
rantes, sont toujours mauvaises, et in-

diquent la séparation des esquilles, ou la mortification de l'os.

De la Digestion et de la Nutrition par l'Absorption.

« Les veines répandues sur la surface du jéjunum, absorbent ce qu'il y a de plus fluide dans les sucs digestifs, reçus dans les intestins supérieurs après la *coction des alimens* ; ils sont déposés ensuite dans les intestins inférieurs. Toutefois, l'aliment qui est absorbé s'applique à chaque partie, suivant sa nature, savoir le *chaud*, le *froid*, le *visqueux*, la *graisse*, le *doux*, l'*amer*, et ainsi pour les os et tout ce qui est dans l'homme. »

De la nutrition,
Du canal cholédoque,
Du canal pancréatique,

Des vaisseaux chilifères,

Du canal thoracique.

Ces descriptions anatomiques n'ont point été faites ; mais la vésicule du fiel était connue, comme le siége du reflux de la bile du foie dans les intestins.

Observation.

Dans un passage, Hippocrate a parlé d'une citerne, voisine du cœur, où l'artère allait puiser l'aliment réparateur des pertes journalières des tissus, pour porter ensuite le sang dans les vaisseaux du poumon par le ventricule droit et l'artère pulmonaire. Serait-ce ici purement le chyle, qui effectivement parvient jusqu'à l'artère pulmonaire par la veine sous-clavière gauche ?

De la Fracture des Côtes.

On éprouve ce qui suit : Ceux qui
ont une ou plusieurs côtes cassées en
un ou plusieurs endroits, si la fracture ne proémine pas en dedans, et si
les os ne sont pas brisés intérieurement, ont rarement de la fièvre, et ne
crachent pas de sang ordinairement;
ils n'éprouvent pas de suppuration. Il
n'est pas nécessaire de les traiter avec
des médicamens ou de faire des onctions, car la corruption des os ou nécrose n'est pas à craindre, et le régime
ordinaire suffit pour la guérison. Or
si une fièvre continue ne survient pas,
il est plus mauvais de vider les vaisseaux par la diète, κενεαγγίην, que de
ne pas le faire ; car il y a alors plus de
toux et de fièvre. Mais une plénitude
médiocre du ventre, maintient les

côtes dans leur direction naturelle. La chute du ventre, par une longue diète, rend les côtes pendantes ; il y a par conséquent des douleurs ; il suffit ordinairement de les maintenir par plusieurs tours de bandes. Le cal se forme ordinairement en vingt jours. Mais les contusions des chairs aux environs des côtes, soit à la suite de plaie, de chute, d'effort ou de quelque autre cause, occasionent souvent le crachement de sang. Les sources du sang s'étendent le long de chaque côte, aux parties molles, et aux cordons nerveux appelés ici τονοι, parce qu'ils sont ronds et longs ; ils communiquent avec les principales parties du corps. Il est arrivé souvent des suppurations à la suite de toux et d'abcès, qui ont été traités par des linimens ou des onctions, tandis que la côte s'est nécrosée. Mais ceux à qui il n'arrive rien de semblable, à la suite de contusion des chairs qui environnent les côtes, ont éprouvé des douleurs moins vives que dans le cas de fracture, et alors, des récidives ont eu lieu aussi plus souvent dans le lieu de la douleur. Quelques personnes paraissent peu s'inquiéter même de la fracture des côtes.

Mais il faut ici au contraire faire usage de moyens prompts de guérison, si l'on a quelque peu de prudence. Ainsi, la diète doit être sévère, le repos absolu, l'éloignement des plaisirs de Vénus, des mets succulens qui excitent la gorge, et de tous les stimulans; en outre, il faut ouvrir la veine au pli du coude, et prescrire le silence le plus absolu. La fracture doit être maintenue, non par une foule de moyens compressifs, mais par des tours de bandes, point trop serrés et ne gênant pas la poitrine; on déliera les

bandes de deux jours l'un ; on lâchera
le ventre avec des clystères émolliens,
et l'on retranchera un peu des alimens
pendant au moins dix jours ; ensuite on
en augmentera la quantité ; l'on serrera
davantage en faisant suivre le régime le
plus sévère au malade ; on desserrera
au contraire les bandes, à proportion
que l'on donnera plus d'alimens. »

MÉDECINE RATIONNELLE.

« Le temps et la nécessité ont appris
aux hommes à connaître les causes des
maladies, tandis qu'en négligeant cette
connaissance, il est arrivé que les maladies sont devenues incurables, avant
que le médecin se fût bien informé auprès du malade, de quel genre de douleur il était affecté.

« Mais il y a des cas où les femmes
craignent de dire ce qu'elles éprouvent,
s'imaginant, par étourderie ou ignorance, qu'il est honteux de l'avouer aux
médecins ; mais en même temps ils com-
mettent des fautes graves en négligeant

de s'informer de la cause de la maladie, la traitant comme chez l'autre sexe ; et j'ai connu plusieurs femmes qui se sont perdues par des affections de ce genre, qu'elles avaient cachées à leur médecin. C'est pourquoi il est très-nécessaire de s'informer exactement de la cause du mal ; car le traitement des maladies des femmes diffère beaucoup de celui des maladies des hommes.

»La médecine, telle qu'elle existe, me parait ainsi démontrée, parce qu'elle apprend à connaître toutes les maladies et à saisir l'opportunité de l'occasion. Celui qui la possède à ce point met à profit ou attend l'occasion ; toutefois, que le hasard le favorise ou ne le favorise point, il fera le traitement convenable. La médecine est établie sur des bases solides qui sont en elle, sans avoir besoin du hasard. Car le destin a ses droits, il n'est sujet à aucun pouvoir,

et personne n'est maître de le guider.
La science, au contraire, apprend à
ordonner ce qui convient pour atteindre le but de la guérison; et alors
qu'est-il besoin de bonheur dans l'art?
Si les médicamens propres aux maladies sont évidens, le hasard y est
inutile; et s'ils sont réellement tels,
ils n'ont pas, comme je le pense,
une connexion nécessaire avec le hasard pour détruire les maladies;
que s'il en était besoin, il n'y aurait
alors aucune différence entre celui-
ci et les médicamens qui seraient
de même nature; mais si on l'exclut de la médecine et de partout,
on raisonne à mon avis très-juste;
et alors celui qui soutient que quiconque pratique avec art, n'attend rien
de la fortune, me paraît en effet juger le plus sainemeut en cette circon-
stance. Disons que l'on réussit, ou que l'on

ne réussit point, suivant que l'on se conduit bien ou mal. Bien faire, c'est agir heureusement, c'est le partage des gens habiles : ne point remplir ce but, si on le peut, c'est être ignorant. Comment pouvoir dire, si l'on est ignorant, que l'on réussit avec bonheur ? En vérité, on ne pourrait tenir aucun compte d'un tel genre de succès. Il n'y en a pas de véritable pour celui qui ne se conduit pas sûrement, et se détermine à agir, sans savoir si ce qu'il fait doit le conduire au but ?

» Le médecin doit être physicien, c'est-à-dire connaître la nature et observer les forces de chaque individu ; il n'est personne qui se ressemble parfaitement ; il faut ainsi conjecturer et se conduire d'après ce qu'on a observé pour soigner tout le corps, et prescrire tantôt des purgations, des fomentations et autres applications ; tantôt des pessaires, pour les maladies de l'utérus. Ce sont là des élémens généraux ; mais ensuite la médication se modifie selon les diverses parties : lorsqu'il n'y a point nécessité de faire autre chose, on doit continuer les fomentations ; car elles sont relâchantes et propres à l'excrétion des humeurs séreuses et virulentes. Lorsque vous aurez abandonné ce traitement, les choses étant contre nature, tirez du sang du poignet ; si l'individu est fort, saignez des deux bras ; mais s'il est faible, un seul suffit. J'ai indiqué ailleurs la diète (le Régime dans les maladies aiguës), qui est nécessaire ici à la guérison.

» Il faut attaquer dès le commencement les maladies qui se forment par les fluxions, et d'abord apaiser ces dernières ; et si elles viennent d'une autre cause, il faut également en modérer la violence et les guérir : évacuer beaucoup s'il est nécessaire, ou bien agir modérément par la diète, si le mal est peu violent.

» Si vous voulez attaquer une maladie qui vous est inconnue, ne donnez point d'abord de médicament fort ; si elle est légère, employez ce qu'il y a de plus faible ; si la maladie augmente, traitez-la par les contraires, si les médicamens ont été trop faibles.

» La médecine a un petit nombre d'occasions ; celui qui les connaît ne fait que ce qui convient et à propos, sachant quand il faut donner des alimens ou les supprimer, ordonner des médicamens ou s'en abstenir ; quand il agit contrairement à ces règles de l'art, il n'obtient point les succès qu'il désire ; il faut toujours proportionner la force et le nombre des remèdes aux effets que l'on veut produire.

» La médecine me paraît ainsi avoir fait des progrès sensibles, que l'on peut atteindre en suivant ses préceptes, n'attendant rien du hasard, mais au contraire combinant tout à propos pour réussir avec art. »

L'rysipèle du Poumon.

« Lorsque le poumon se gonfle avec tumeur par un excès de chaleur ou par l'inflammation sanguine, il survient une toux forte et sèche ; la respiration est difficile et fréquente ; elle ne peut avoir lieu que lorsque la tête est très-élevée (l'orthopnée); le corps se gonfle; l'on est essoufflé comme dans l'asthme, ou comme les chevaux qui ont couru ; la langue sort de la bouche ; la poitrine rend un son aigu ; un poids accablant l'empêche de se mouvoir ; on y éprouve une sorte de déchirement et de faiblesse, avec une douleur aiguë dans le dos et au sternum, et des points de côté; une vive chaleur y est fixée, comme si on était exposé au feu. Il y a des rougeurs à la poitrine et dans le dos semblables à la brûlure, et une anxiété excessive qui ne permet aucune position, ni debout, ni assis, ni au lit; ce qui ajoute au danger de la maladie, au point de paraître sans ressource, et avec la crainte d'une mort imminente. En effet, celle-ci a lieu le quatrième ou septième jour; ou la guérison a lieu. Il faut donc, si vous entreprenez la cure ou le traitement, prescrire un lavement, puis un purgatif; tirer du sang des deux bras; du nez, de la langue, et généralement de tout le corps : donner des potions rafraîchissantes qui fassent couler les urines; et pour les douleurs, appliquer sur-le-

champ des émolliens et humectans sur
le lieu affecté, partout où il en est besoin ; mais surtout sur le siége de la
douleur , et rafraîchir successivement
les autres parties; lorsque la chaleur
est brûlante, employer les réfrigérans ;
on doit ici s'abstenir entièrement de
vin : il en est ainsi des maladies très-
aiguës, suivant l'aph. 6, sect. i : « Dans
les maladies extrêmes , les remèdes
extrêmes. »

Des Hémorrhagies utérines.

TRAITEMENT

Par les astringens ;
Par les saignées du bras ou du pied
réitérées ;
La privation des bains chauds ;

L'application des ligatures de laine au dessus des articulations des poignets, du coude, du pied, du genou;

Les ventouses scarifiées au dessous des mamelles;

Les bains froids et les applications froides renouvelées souvent sur l'abdomen;

Les injections d'eau froide ou de vinaigre dans l'utérus;

La position horizontale dans le lit, de manière que le bassin soit plus élevé que la tête;

La diète lactée et le contact du froid.

Tels sont les principes du traitement rationnel des maladies des femmes, exactement tracé par Hippocrate.

Disons hardiment qu'il a mérité le titre de père de la Médecine, de divin vieillard, de philosophe de Cos; parce qu'il a su le premier rédiger en préceptes

immuables, les observations fondamentales de l'art de guérir, n'ayant eu
pour guide que la nature, dans la
rédaction de ses œuvres. C'est ainsi
qu'il a exactement posé les limites entre la médecine et la philosophie. Mais
pour suivre une méthode contraire à
ses principes et démontrer l'incohé-
rence des systèmes en médecine, fai-
sons des aphorismes opposés aux conséquences de sa doctrine!

Le père de la médecine a dit : La
vie est courte, l'art est long, l'expérience
trompeuse, l'occasion rapide, le jugement difficile. Ne voyons ici que des
métaphores, et changeons toutes ces
propositions. La vie sera longue, l'art
de guérir sera trop court ; l'expérience
des médecins infaillible, le jugement
des maladies, toujours facile ; l'occasion de les traiter et de les guérir toujours à la disposition du médecin.

Enfin, nous arrivons ainsi à l'absurde.

Les maladies, dans la doctrine d'Hippocrate, sont classées suivant les âges, les tempéramens, les saisons, les sexes, les climats, le genre de vie, le régime, les airs, les eaux et les lieux : ainsi formons-nous un tableau contraire, au moins par la pensée, et voyons :

L'enfance sera frappée d'apoplexie, de paralysie, de cécité, de surdité. Voilà une belle espérance pour l'avenir !

Les vieillards seront atteints de gourme, de rachitisme, d'obstruction des glandes ; ils ne seront plus sujets à la cachexie, ils auront le teint frais !

Les jeunes gens seront décolorés, sujets aux catarrhes, à la goutte, à la pierre, aux graviers des reins et de la vessie, à la strangurie ! Les hommes faits éprouveront, non plus les atteintes de choléra-morbus, de dysenterie, de coliques, de fièvres ; mais ils auront des teignes opiniâtres, des saignemens de nez, des obstructions des glandes du mésentère, vulgairement le carreau et la phthisie pulmonaire. Les sanguins n'auront plus de maladies inflammatoires au printemps ; les bilieux , d'attaques de bile en été ; les lymphatiques , de maladies muqueuses ou pituiteuses, en automne et en hiver ; les atrabilaires , point de fiièvres quartes et de coliques opiniâtres , de jaunisses en automne.

Le printemps produira des fièvres quartes et la cachexie;

L'automne , des fièvres inflammatoires sanguines, des hémorrhagies ;

Le printemps , des fièvres bilieuses tierces et quartes , des vomissemens de bile et la cachexie ;

L'hiver n'engendrera plus les hydropisies, les crachemens de sang, les fluxions de poitrine.

Les hommes seront atteints de cancers aux mamelles.

Les femmes seront plus souvent taillées de la pierre.

Les climats froids produiront la fièvre jaune, la peste et les épidémies ; les climats chauds engendreront les paralysies, les apoplexies.

Enfin, les sujets les plus robustes auront les maladies les moins aiguës, et les plus faibles les affections les plus fortes !

Les ivrognes parviendront toujours à la vieillesse, et les hommes ayant suivi un régime tempéré, mourront à la fleur de l'âge.

De quelque exagération que l'on soit frappé, en lisant ces propositions, je

n'ai fait que retourner en quelque sorte
les pensées du père de la médecine,
pour démontrer qu'il est physiquement
et absolument impossible de renoncer
à sa doctrine, à moins que de se condamner soi-même à la fatuité et à l'absurde.

TABLE.

*Hippocratis Coi sive Magni Opera om-
nia, græcè et latinè præ cunctis edi-
tiónibus auctiora et emendatiora, et
accommodatiora ad plurifarios, ma-
gnâque industriâ et diligentiâ J. A.
Vander Linden, doct. et professoris
medicinæ practicæ primi in Academi-
à.—Lugduni Batavorum, 1665.—
2 vol. in-8°.*

Anatomie.

Du danger de brûler les grosses veines, t. II, p. 769.

Le feu est ennemi des nerfs.

Il y avait des planches anatomiques
pour les nerfs et tendons, p. 768.

fémur en arrière, laquelle arrive rarement, p. 820.

Communication des nerfs, p. 840,
864.

« Hi itaquè neque inflectere articu-
» lum circà poplitem similiter possunt,
» sed multò difficiliùs, si non etiam
» circà inguen inflexerint.

» Multa verò etiam alia corpus, hu-
» jusmodi fraternitates ac cognationes
» habent, et circà *nervorum distinctio-*
» *nes* et circa *musculorum figuras*, plu-
» rima et pluris facienda ut cognoscan-
» tur quàm quispiam putaverit. Item
» *circà intestini naturam et totius ven-*
» *tris*, et circà uterorum errores ac
» distensiones. Verùm de his alibi nobis
» sermo erit cognatus, his quæ nunc
» dicuntur. »

Πολλὰ δὲ καὶ ἄλλα κατὰ τὸ σῶμα τοιαύτας ἀδελ-
φιξίας ἔχει, καὶ κατὰ νεύρων καταξίας, καὶ κατὰ

μυῶν σχήματα καὶ κατὰ τῆς τοῦ ἐντέρου φύσιος,
καὶ τῆς ξυμπάσης κοιλίης.

Donc l'anatomie, pour la peinture, était cultivée du temps d'Hippocrate.

Resection des os de l'avant-bras et du pied ; des os du pied, du cubitus près de la main, p. 834.

Τὸν δ' αὖ κορυθαίολος Ἕκτωρ
Αὖ ἐρύοντα παρ' ὤμων, ὅθι κληῒς ἀποέργει
Αὐχένα τε στῆθός τε, μάλιστα δὲ καίριόν ἐστι.
Τῇ ῥ' ἐπί οἱ μεμαῶτα βάλεν λίθῳ ὀκριόεντι·
Ῥῆξε δὲ οἱ νευρήν· νάρκησε δὲ χεὶρ ἐπὶ καρπῷ
Στῆ δὲ γνὺξ ἐριπών, τόξον δὲ οἱ ἔκπεσε χειρός.

Hom., Il., liv. viii, vers 324 et suiv.

« Dans le moment Hector l'atteint de cette pierre entre la poitrine et le cou, sur la clavicule, qui est l'endroit le plus dangereux. Le coup fut si rude qu'il rompit le nerf. Teucer tomba sur ses genoux, le bras pendant sans mouvement et sans force, et son arc lui glisse des mains, tandis qu'il se préparait à lancer son javelot.

Ainsi on avait déjà disséqué le corps humain pour connaître le siége et la gravité des blessures.

RAPPORTS
DES JOURNAUX DE MÉDECINE.

APHORISMES D'HIPPOCRATE,

Par M. le docteur de Mercy.

« CETTE nouvelle traduction est complète en cinq volumes, renfermant les huit sections qui en établissent les divisions. L'auteur y a joint des commentaires très-judicieux, qui démontrent, qu'il est non-seulement imbu de la doctrine du vieillard de Cos, mais

qu'il est au niveau des découvertes médicales de l'époque actuelle. Cette édition joint à la fidélité du texte un
style pur, et sa traduction a reçu la
sanction de MM. *Chaussier*, *Pinel*,
Bosquillon, *Gail*. Ce serait déjà une
garantie de la fidélité du texte, si
M. de Mercy n'était pas déjà avanta-
geusement connu lui-même, comme
helléniste et comme médecin. Nous
ajouterons que le gouvernement a sou-
scrit pour deux cents exemplaires, d'a-
près le rapport qui a été fait sur cet
ouvrage, au ministère de l'intérieur et
de l'instruction publique (en 1813). »
Extrait de la *Revue Médicale*, t. III,
pag. 167. Année 1829.

———

« M. de Mercy vient de terminer un
ouvrage auquel il travaillait depuis dix-
huit ans : une pareille constance mé-

rite à coup sûr les plus grands égards :
aussi nous proposons-nous d'examiner
atentivement en quoi sa traduction
d'Hippocrate et ses commentaires sur
les aphorismes du père de la médecine
sont supérieurs aux travaux analogues
des auteurs qui s'en sont occupés avant
lui. Jusqu'alors nous y avons trouvé
une table analytique des aphorismes et
des matières qu'ils renferment, dont
l'utilité sera facilement sentie par tous
ceux qui aiment à citer Hippocrate
d'après lui-même.

Parmi les modernes, M. de Mercy
est un de ceux qui y ont travaillé avec
le plus d'ardeur et de constance, ainsi
que le prouvent tous les ouvrages qu'il
a publiés, et particulièrement l'édition des Aphorismes qu'il vient de terminer et de livrer complète au public.
Cette traduction faite sur le texte
comparé d'un très-grand nombre de

manuscrits, se présente dégagée d'un assez grand nombre des erreurs qui s'étaient glissées dans la plupart des traductions précédentes. S'occuper de faire mieux connaître ce *compendium* des observations d'Hippocrate, c'était rendre un service important à la science; et M. de Mercy a d'autant mieux mérité des amis de la médecine d'observation, que le genre de travail auquel il s'est livré, n'est pas de ceux que l'enthousiasme public récompense. Il a joint à cette traduction, un commentaire qui prouve à la fois une vive et honorable reconnaissance pour les bienfaits d'Hippocrate envers l'humanité, et une étude approfondie de ses ouvrages. Je regrette de ne pouvoir dire que M. de Mercy en ait saisi l'esprit*; mais sa tra-

---

* Si la Doctrine d'Hippocrate n'était pas mieux comprise de celui qui, à la connaissance

duction est louable sous beaucoup de
rapports, et son dévouement à la
gloire d'Hippocrate imposerait silence
au critique le plus sévère. »

> *Gazette de Santé*, des 25 juin
> et 15 août 1829.

———

« M. de Mercy avait publié en 1811
une édition complète de tous les aphorismes en grec, latin et français. Il fit
paraître en 1817 le texte français avec
commentaires des trois premières sections de ces aphorismes, 1 vol. in-12;
et en 1821, sur le même plan, ceux de
la quatrième section, en deux autres

---

du grec, réunit la pratique de la médecine, qui
aurait alors le mérite d'être plus exact dans son
interprétation? Personne.

volumes même format. Les journaux, qui en ont rendu compte, ont donné à l'auteur les éloges les plus flatteurs et les mieux mérités. »

Extrait de *l'Eclectique* ou *Journal Hippocratique*, pag. 377, année 1829, cahier de juillet.

———

Fondation de la doctrine Hippocratique, avec le *texte grec*, etc., en regard du *français;* 10 *volumes*, déposés dans la bibliothèque de l'Institut.

Au résumé, le travail de M. de Mercy, sous le rapport de la clarté et de la fidélité de la traduction, est tel qu'on devait l'attendre de ses talens et de sa persévérance. La partie typographique en est très-correcte, ou s'il s'y est glissé quelques erreurs, elles sont rares, et ne touchent point au fonds. La traduction nouvelle avec *le texte en regard*, n'en sera pas moins classique, puisqu'elle réunit les qualités nécessaires pour le devenir chez nous, comme chez l'étranger. »

Moniteur du 8 janvier 1824.

« A la suite de ses Commentaires sur les Aphorismes, M. de Mercy a inséré, 1° sa traduction en 1807, du texte de *Thucydide* sur la *peste d'Athènes* à laquelle il *compare* le *tableau* que le *vieillard* de Cos nous a laissé des épidémies contagieuses qui affligèrent, vers la même époque, les contrées qu'il habitait; 2° une notice instructive sur les écrits de Galien; 3° quelques réflexions tendant à prouver qu'Hippocrate et Galien n'ignorèrent pas le phénomène de la circulation du sang, dans le corps de l'homme et des animaux; 4° enfin sa réponse à quelques traits de malveillance, que le rang qu'il tient dans l'opinion des savans aurait pu lui faire dédaigner. Au reste, tout son ouvrage reçoit un nouveau prix de l'excellente table (de 53 pages petit-texte) alphabétique, analytique et raisonnée des matières contenues dans les Aphorismes, pour servir de concordance et de liaison entre toutes leurs parties. C'est, à proprement parler, un *vocabulaire* du langage et de la doctrine *hippocratique*. Chaque lecteur peut y recourir avec fruit, pour la facilité de ses recherches.» TOURLET, *Moniteur* du 13 août 1829.

J'ai indiqué dans la table des citations, l'édition grecque et latine de Vander Linden, afin qu'il ne reste aucun prétexte à ceux qui voudront s'assurer de l'exactitude de mes recherches. L'important était de convaincre les lecteurs de la vérité; enfin pour plus grande impartialité, je me suis récusé, moi-même, dans la résolution de prouver l'injustice des suppositions d'ignorance dont on a chargé, à dessein, depuis quelque temps, gratuitement mon célèbre auteur.

———

SOCIÉTÉ LIBRE D'ÉMULATION

POUR LES LETTRES, LES SCIENCES
ET LES ARTS.

Le secrétaire-général à M. de Mercy, docteur en médecine, membre correspondant de la Société libre d'Emulation.

Monsieur et cher collègue,

J'ai reçu les deux lettres que vous m'avez fait l'honneur de m'écrire le 19 février et le 6 mai. J'ai aussi reçu les douze volumes (*OEuvres d'Hippo-*

crate) que vous m'avez adressés ; je
vous en remercie au nom de notre Société, qui se félicite d'avoir fait l'ac-
quisition d'un collaborateur aussi zélé
et aussi instruit.

Elle recevra, Monsieur et cher collègue, avec reconnaissance, la nouvelle
production que vous lui promettez.
Cet ouvrage, qui ne pouvait être entre-
pris que par un homme qui a fait une
étude toute spéciale des œuvres du plus
célèbre des Asclépiades, détruira plus
d'une erreur, et nous fera connaître
enfin si Hippocrate a été ou non anatomiste, et s'il est véritablement l'auteur de tous les traités publiés sous son
nom. Vous aurez, sous ces deux rapports, à combattre.

J'apprendrai avec plaisir, Monsieur

et cher collègue, que le succès a cou-
ronné votre entreprise.

Agréez, je vous prie, les sincères
salutations de votre tout dévoué
collègue,

J.-J. PICARD.

Liége, le 14 juin 1830.

Fin du Mémoire sur l'exclusion de la liste de ses collègues, lisez :

MM. les médecins ont tous les emplois, toutes les faveurs, toutes les récompenses.

Il est odieux que je sois seul excepté, lorsqu'on lit dans le *Journal de médecine* de M. Leroux, ancien doyen de la Faculté, pag. 20, 80, (82) et 356, le passage suivant :

(82) « A la suite des auteurs dont les » ouvrages ont plus ou moins contri-» bué à l'avancement de la médecine et » de ses diverses branches pendant l'an-

» née 1816, il est juste d'ajouter la
» liste de ceux qui, dans des traduc-
» tions, des analyses ou des extraits de
» ces mêmes ouvrages, ont placé des
» réflexions lumineuses, publié des
» faits nouveaux, développé de nou-
» velles doctrines, et montré un sage
» esprit de critique si nécessaire aux
» progrès de la science. Tels sont :
» MM. Adelon, Baumes, Bérard,
» Breschet, Bricheteau, Broussais,
» Capuron, Cloquet, Coutanceau,
» Cullerier, Delens, Demangeon, De
» Mercy. »

Il y a cinquante-un auteurs nommés dans le même article par ordre alphabétique ; je suis le vingt-sixième dans la *Revue de l'Année Médicale* de 1816 ; journal de 1817, cahiers de janvier et février.

FIN.

SYNOPSIS des fièvres, traduits des Epidémies d'Hippocrate, grec-latin-français, in-8, Paris, 1808.

APHORISMES d'Hippocrate, grec-latin-français, avec les variantes des manuscrits de la Bibliothèque royale, 1 vol. in-12, Paris, 1811.

PROGNOSTICS et Prorrhétiques, traduits du grec en français; avec une table analytique, Paris, 1813.

PROGNOSTICS de Cos, ou Coaques, traduits de même, avec une table analytique, même format, 1 vol., Paris, 1815.

ÉPIDÉMIES, re et me livres des Crises et Jours critiques, 1 vol., même plan et même format, Paris, 1815.

TRADUCTION (nouvelle) des Apho-

rismes, avec les Commentaires sur les
Ire, IIe et IIIe sections, 1 vol. in-12,
Paris, 1817.

TRAITÉS du Régime dans les Maladies
aiguës; et des Airs, des Eaux et des
Lieux; avec le texte grec, les variantes des manuscrits; une carte géogra-
phique; 1 fort vol. in-12, Paris, 1818.

SUITE des Commentaires sur la IVe section des Aphorismes; 2 vol. in-12, Paris, 1821.

TRAITÉS de la Nature de l'Homme, de
l'Ancienne Médecine, de l'Art contre
ses détracteurs; aussi avec le texte
grec, 1 vol., Paris, 1823.

SERMENT (le), la Loi de médecine; 1er livre des Maladies, des Affections inter-
nes; avec le texte grec, 1 vol., Paris, 1823.

PRÉCEPTES (les) de la Décence, Du
médecin, même plan et même format,
1 vol., Paris, 1824.

SUITE et fin des Commentaires et de la
nouvelle traduction française des Apho-

rismes d'Hippocrate, 2 vol. in-12, Paris, 1829. L'édition est maintenant complète, en 5 vol. in-12. Le prix de chaque volume est de 4 fr., et 4 fr. 75 c. par la poste *.

---

* Tous ces ouvrages ont été classés sous les titres spéciaux de Fondation de la Doctrine hippocratique, et de Traités de morale du philosophe de Cos; suivant l'ordre didactique; les nouveaux traités complètent cette doctrine d'après le même plan.